U0035648

# 跟中醫學吃粥

活化免疫力，
抗疾補能量。

養生堂
膳食營養組

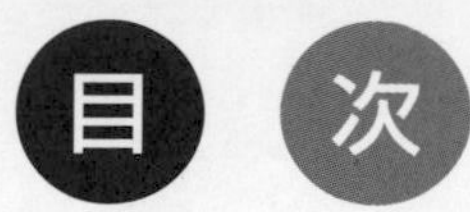

第1章

# 中醫典籍中的粥養智慧


016 **最古老的養生食物**

016 粥的神奇功效

016 粥的配料與營養

016 適合食粥的人群

017 以粥養生，這時間吃最好

017 粥養的奇妙功效

017 粥膳與疾病調養

019 **以粥養生的歷史與起源**

019 老祖宗的智慧

019 東漢醫書中的記載

019 隋唐時代的藥粥方

020 宋代的寶貴累積

020 金元時期的再發展

020 明清時代集大成

021 今日的粥養

022 **認識粥膳的種類**

022 依粥的型態分類

022 依原料分類

023 依烹煮方式分類

025 **粥膳的養生功效**

025 粥膳增強體質的功效表現

026 抗病治病

027 輔助食療

027 滋補調理

027 增加免疫

028 **認識五穀雜糧——粥膳的主角**

028 五穀雜糧包含哪些

028 五穀雜糧的四性

030 五穀雜糧的五味

031 五穀雜糧的五色

032 五穀雜糧的營養與功效

035 適合不同體質的五穀雜糧

037 **認識中藥——不可缺少的粥膳成員**

037 瞭解中藥

037 中藥的四氣

037 不同藥性的功效

037 中藥的五味

039 粥膳中常用的中藥

042 中藥配伍的禁忌

042 中藥與食物搭配的禁忌

044 **煮粥也有大學問**

044 煮粥的方法與講究

045 優質米與劣質米的辨別

045 水的用法

046 火候的掌握

046 時間的拿捏

046 器具的選擇

046 正確的煮粥程序

048 居家煮粥小訣竅

050 煮粥要注意的事

052 **粥養宜與忌**

052 食粥宜選對時間

052 五穀雜糧粥不宜過量食用

052 宜用胡椒粉去粥的腥味

052 不宜食用太燙的粥

053 孕婦不宜食用薏米粥

053 腸胃病患者忌食稀粥

053 生魚粥不宜常食

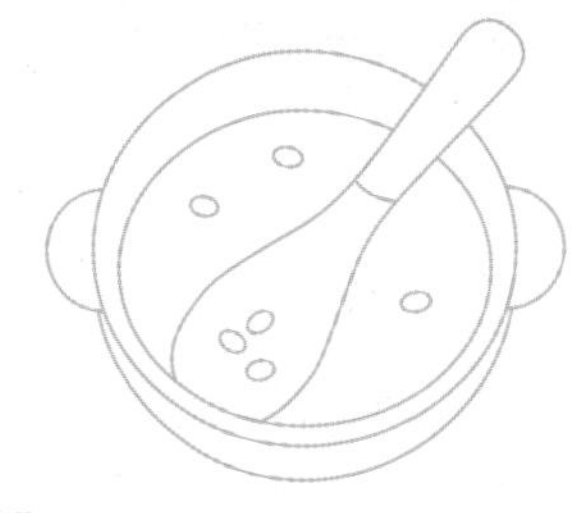

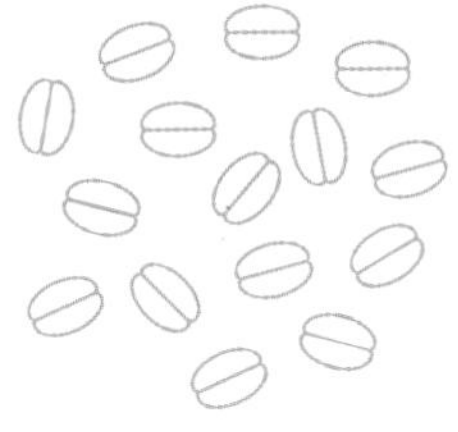

第 2 章

# 日常粥食


**056 吃對五穀雜糧**

057 五穀雜糧粥

058 臘八粥

059 四色芝香豆粥

059 薏米茯苓雙豆粥

060 八寶粥

060 三色豆米粥

**061 蔬菜粥**

062 蕨菜栗子粥

062 油菜粳米粥

063 蔬菜麵包粥

063 冬瓜蓮子粥

**064 水果粥**

065 荔枝蘋果粳米粥

065 紅棗羊骨粥

066 雪梨糯米粥

066 草莓麥片粥

**067 肉粥**

068 牛肚薏米粥

068 豬肚白朮粥

069 滑蛋牛肉粥

069 肉絲香菇粥

070 排骨絲瓜粥

070 豬肺雙米粥

**071 水產粥**

072 蟹肉蓮藕粥

072 青花菜魚片粥

073 鯽魚白朮粳米粥

073 滑嫩鮮蝦粥

074 鮮美魚蝦粥

074 銀魚粥

第3章

# 不同體質的粥養


076 **體質的形成與適合的食材**

077 瞭解食物的屬性

079 **體質自測**

082 **寒性體質適合吃的粥**

083 赤小豆橙皮糯米粥

083 胡蘿蔔羊肝粥

084 金沙玉米粥

084 生薑花椒粥

085 **熱性體質適合吃的粥**

086 蟹柳白菜粥

086 荷花粳米粥

087 麥冬竹參粥

087 紅綠雙米粥

088 **實性體質適合吃的粥**

089 蔥白香醋粥

089 木通地黃粥

090 杏肉粳米粥

090 二冬棗仁粳米粥

091 **虛性體質適合吃的粥**

092 鵝肉粳米粥

092 魚肉松仁青豆粥

093 鱖魚粳米粥


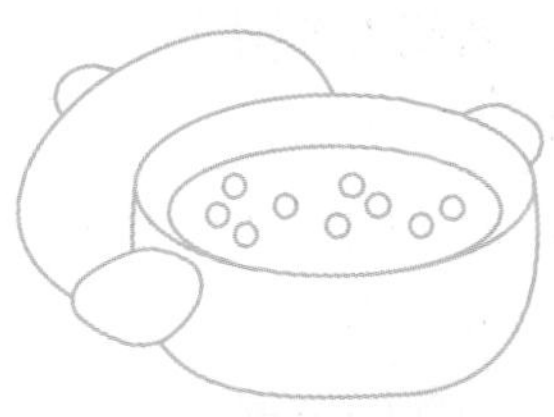

第 4 章

# 增強體質的粥


096 養心安神粥
097 紅棗桂圓小米粥
097 瘦肉大米粥
098 飄香蓮子粥
098 刺參大米粥
099 桂圓糯米粥
099 雞絲養心粥
100 小麥糯米粥
100 薏米蓮子百合粥

101 益氣粥
102 黃芪人參粥
102 人參玉米粥
103 白玉豌豆粳米粥
103 人參粥
104 山藥柿餅粥
104 山藥蓮子粥

105 補血粥
106 花生山藥粳米粥
106 桂圓紅棗糯米粥
107 紅棗生薑粥
107 百合蓮子紅棗粥
108 香濃雞湯大米粥
108 十全補血粥

109 滋陰粥
110 冬蟲夏草小米粥
110 冬菇木耳瘦肉粥

111 補腎壯陽粥
112 羊腰粳米粥
112 核桃豬腰粥
113 火腿海參粥
113 荔枝大米粥
114 韭菜粥
114 栗子粥

115 **養肝護肝粥**
117 鮮滑豬肝粥
117 豬肝竹筍粥
118 冬瓜枸杞粥
118 銀耳豬肝粥

119 **養肺護肺粥**
120 百合杏仁粥
120 滋潤雙耳粥

121 **健脾胃粥**
122 番茄山藥粥
122 扁豆粳米粥
123 山藥粥
123 蓮藕粥
124 番茄紅棗粥
124 紅棗山藥粥

125 **潤腸粥**
126 五仁粳米粥
126 牛蒡燕麥粥

127 **清熱粥**
128 綠豆玉米粥
128 金銀花粥
129 生地粳米粥
129 荷葉蓮子粥
130 綠豆西米粥
130 三鮮粥

131 **散寒粥**
132 防風蔥白粳米粥
133 花椒粳米粥
133 茴香粳米粥

134 **解表粥**
135 薄荷粳米粥
135 清熱發汗粥

136 **去濕粥**
137 利水消腫粥
137 蠶豆粥

第 5 章

# 適合不同人群的粥膳


140 適合孩子吃的粥

142 菠菜肉末粥

142 雞蛋牛奶粥

143 青菜大米粥

143 碎米肉鬆粥

144 牛奶玉米粥

144 金針菇糯米粥

145 適合孕產婦吃的粥

147 鱸魚小米粥

147 竹菇暖薑粥

148 阿膠雞蛋粥

148 花生豬蹄小米粥

149 蓮子紫米粥

149 烏雞糯米粥

150 適合中老年人吃的粥

151 燕麥薏米白果粥

151 荔枝桂圓雙米粥

152 豆豉油條粥

152 牛奶蜜棗粥

153 適合體力勞動者吃的粥

154 什錦滋味粥

154 排骨糙米粥

155 瘦肉玉米粥

155 火腿雙米粥

156 適合用腦過度者吃的粥

157 核桃紫米粥

157 桂圓金米栗子粥

158 魚絲紫菜粥

158 核桃松子糯米粥

第 6 章

# 對症粥養


血液及心血管疾病

**160 貧血**
161 紅棗蓮子粥
161 豬肝菠菜粥
162 羊骨紅棗糯米粥
162 阿膠糯米粥

**163 高血壓**
164 海帶瘦肉粥
164 桂圓甜蕎粥
165 皮蛋紫菜粥
165 芹菜山楂粥
166 蓮子百合蕎麥粥
166 決明子菊花粥

**167 低血壓**
168 蓯蓉羊肉粥
168 鹿肉粳米粥

**169 心臟病**
170 胡蘿蔔豆腐粥
170 什錦蔬菜粥
171 蘆筍薏米粥
171 雞肉玉米粥

呼吸系統疾病

**172 咳嗽**
173 白蘿蔔粥
173 杏仁菜粥
174 萊菔子粳米粥
174 半夏小米粥

**175 哮喘**
176 蓮藕枸杞粥
176 山藥蘿蔔粥

**177 感冒**

178 蒿筍粳米粥

178 藿香粳米粥

179 蔥白豆豉粥

179 皮蛋蔥花粥

**消化系統疾病**

**180 胃痛**

181 蜂蜜馬鈴薯粥

181 花生紫米粥

**182 消化不良**

183 橘皮粳米粥

183 山楂赤豆粥

**184 胃及十二指腸潰瘍**

185 花生紅棗蛋糊粥

185 白芨紅棗糯米粥

**186 膽囊炎**

187 蒲公英粳米粥

187 茵陳蚌肉粳米粥

**188 膽結石**

189 金錢草粳米粥

189 生薑粳米粥

**190 脂肪肝**

191 綠豆薏米粥

191 鰱魚黃豆粥

**192 便秘**

193 松仁粳米粥

193 胡蘿蔔菠菜粥

194 空心菜粳米粥

194 紫蘇蘆根粥

**195 痔瘡**

196 無花果腰果粥

196 香蕉菠菜粳米粥

**197 腹瀉、痢疾**

198 茯苓赤豆粥

198 苦瓜梅子粥

**代謝性疾病**

**199 糖尿病**

200 菠菜粳米粥

200 南瓜粥

**201 高血脂**

202 山楂蕎麥粥

202 青蒜馬鈴薯粥

203 骨科疾病
204 赤豆核桃糙米粥
204 海鮮豆腐粥
205 牛奶粥
205 菜花粳米粥
206 蝦仁皮蛋粥
206 蝦片粥

207 關節炎
208 綠茶粥
208 乳酪麵包粥

209 骨折
210 蟹柳豆腐粥
210 山藥牛肉粥

皮膚科疾病

211 皮膚瘙癢
212 馬齒莧赤小豆粥
212 胡蘿蔔肉皮粥

213 濕疹
214 苦瓜羊腩燕麥粥
214 草莓綠豆粥

215 痤瘡
216 苦瓜粳米粥
216 天葵薏米粥

婦科疾病與保養

217 月經不調
218 芍藥粳米粥
218 薔薇花粥
219 天山雪蓮粥
219 烏賊魚粥

220 痛經
221 益母草汁粥
221 牡丹花粳米粥

222 子宮癌
223 香菇粥
223 大白菜粳米粥

224 子宮肌瘤
225 蝦仁白菜粥
225 芹菜粳米粥
226 腐皮白果粥
226 小麥血肝粥

227 更年期綜合症
228 何首烏蛋黃粥
228 香椿豆腐粥

229 卵巢保養
230 馬齒莧蒲公英粥
230 美味黃豆粥

男性疾病與保養

231 **陽痿**

232 黑豆泥鰍粥

232 鮮蝦韭菜粳米粥

233 **遺精**

234 芡實瘦肉粥

235 **早洩**

236 羊腰枸杞粥

236 茯苓芡實粥

237 **前列腺保養**

238 南瓜紅棗粥

238 蓮鬚芡實粥

亞健康狀態

239 **失眠**

240 甘草桂枝糯米粥

240 何首烏牛蒡粥

241 **健忘**

242 蜂蜜牛奶花生粥

242 胡蘿蔔雞肝粥

243 蛋黃粥

243 牛奶核桃粥

244 **焦慮**

245 黑米蘋果粥

246 **神經衰弱**

247 南瓜百合粥

247 何首烏豬腦粥

248 **精神抑鬱**

249 香蕉葡萄粥

249 香蕉糯米粥

250 **免疫力低下**

251 番茄香菇粥

251 芙蓉雞粥

252 **疲勞**

253 香菇黑棗粥

253 雞絲胡蘿蔔白玉粥

254 **食欲不振**

255 蔥白胡椒粥

255 茼蒿粥

第 1 章

# 中醫典籍中的粥養智慧

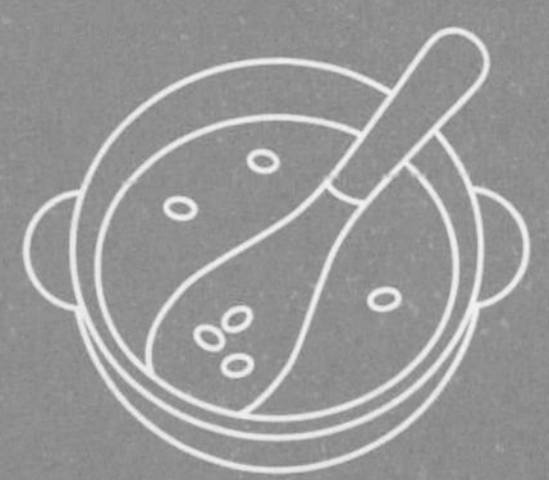

中國關於粥的記錄可以追溯到公元前二六九七年～公元前二五九七年之間，據說最初是黃帝把穀粒煮成了粥。粥的療病功效可以追溯到西漢名醫淳于意，他曾用「火齊粥」為齊王治病。在東漢醫學家張仲景所著第一部理、法、方、藥具備的中醫典籍《傷寒雜病論》中，粥的藥效被正式收錄其中。《普濟方》中提到：「米雖一物，造粥多般……治粥為生命之源，飲膳可代藥之半。」

不同穀物、食藥材做成的粥，有不同的藥用功效。《本草綱目》中記載了以穀類做粥的有治脾胃虛寒瀉痢的小麥粥、糯米粥、秫米粥、黍米粥，有用以利小便止煩渴的粳米粥、秈米粥、粟米粥、梁米粥等。

粥的食譜有無盡的創意變化，豆類、肉、蔬菜甚至水果等食材，都可加入到穀物中，一同熬煮，從而達到不同的保養功效。

# 最古老的養生食物

## 粥的神奇功效

粥又稱「稀飯」，古代稱為「糜」、「酏」，由米與大量的水或高湯熬煮而成，是最常見的食品。粥有著幾千年的歷史，人民自古就有食粥的習慣。當然隨著飲食生活的不斷進步，粥的做法也不斷發展，種類迅速增加，風味、口感多樣化，粥逐漸具有了不同的功效。粥已不僅僅作為一種食物呈現在人們面前，而是更多地注入了養生的成分，日趨形成了「粥養」，這也正符合中醫理論藥食同源的主張。

## 粥的配料與營養

傳統意義上的粥多由五穀雜糧製作而成，但隨著粥膳養生的發展，人們在五穀雜糧的基礎上，又不斷增加了新的粥膳材料，包括蔬菜、水果、肉類、水產品和中草藥等。隨著粥膳材料種類的增加，粥的營養成分也日漸豐富。粥除富含碳水化合物外，還含有大量的蛋白質、氨基酸、脂肪酸、多種維生素以及鈣、鐵、磷、鋅等礦物質，能滿足人體對營養的需求。

## 適合食粥的人群

從古至今，粥作為養生保健食品，其食用人群極為廣泛，不論男女老少，不論何種體質，都益於健康。由於粥具有清淡、易消化的特點，因此很適合兒童、老年人、體弱多病及脾胃虛弱者食用。

古醫書記載：「五十歲，肝氣始衰；六十歲，心氣始衰；七十歲，脾氣衰；八十歲，肺氣衰；九十歲，腎氣衰；百歲，五臟皆虛。」由此看來，隨著年齡增長，各個器官會逐漸老化，身體機能也隨之衰弱，尤其到了老年階段，健康狀況日趨下降，新陳代謝減緩，抵抗病毒的能力下降，胃腸消化功能也逐漸減弱，因此老年人不能好好吸收、利用食物中的營養成分，一旦生病，多表現為虛證。如果此時能恰當地運用粥膳，可以在一定程度上達到滋補身體、增強體質、預防疾病的作用。

## 以粥養生，這時間吃最好

粥多在早晨進食，以適應人體腸胃空虛的生理特點。早晨喝粥「空腹胃虛，穀氣便作，所補不細，又極柔膩，與腸胃相得，最為飲食之良」。當然不僅晨起宜食粥，蘇東坡還提倡晚上進食白粥，認為它能「推陳致新，利膈益胃，粥後一覺，尤妙不可言」。

## 粥養的奇妙功效

粥適合搭配各種口味的食物，同時就具備了不同的養生功效。如：粳米粥可以養胃、補脾、止渴；小米粥能補氣、益中、暖脾胃；綠豆粥具有清熱解毒的功效；有些菜粥能滋陰補腎等。利用粥膳養生，能使人健康、強壯、延年益壽。正如清代《隨息居飲食譜》中所說：「粥為世間第一補品」，就是古人對粥養的肯定。

## 粥膳與疾病調養

粥的保健與養生，傳統中醫一直認為粥膳對調養疾病有很好的效果。時至今日，由於人們不斷受到不安全食品及垃圾食品的侵害，飲食比例嚴重失衡，健康也受到了極大的危害，於是一些疾病悄然而至，如：肥胖症、脂肪肝、高血壓、冠心病、糖尿病等。俗話說「藥補不如食補」，於是粥膳對疾病的調養作用越來越受到重視。例如：胡蘿蔔粥對高血壓有緩解作用；羊肉粥可以改善慢性氣管炎等。

# 以粥養生的歷史與起源

## 老祖宗的智慧

粥膳是中醫特有的飲食文化，歷史悠遠而綿長，最早食粥的人可能是黃帝。有史書記載：黃帝好烹穀為粥，而利用粥膳食療養生則始於西漢時期。一般認為，漢代司馬遷所著的《史記・扁鵲倉公列傳》是最早記載粥膳具有食療作用的書籍，書中記載了當時的名醫用粥改善病症的事蹟。而後在漢墓出土的多種醫書中也有粥膳食療的記載，可見粥膳養生有著悠久的歷史。

## 東漢醫書中的記載

東漢時期，利用粥膳調養身體有了新發展，不再只是前人用過的粥膳食療單方，而是將粥膳與藥物合用，出現了很多粥養名方，這類名方中均含有粳米的成分。東漢名醫張仲景所著的《傷寒雜病論》中就曾記載了桃花湯，這裡所說的「湯」並不是一般意義的「湯」，而是指將米煮熟後去渣所成的湯，事實上就是粥熬煮好之後所成的米湯。

## 隋唐時代的藥粥方

隋唐時代的醫學家秉承了前代人的醫學傳統，將粥膳養生繼續發揚光大。隋代醫書《諸病源候論》與唐代著名醫學家孫思邈的《備急千金要方》中均記載了一些粥膳食療方。而《備急千金要方》中還收錄了民間常用的偏方。如：穀皮糠粥可改善腳氣病；羊骨粥具有溫補陽氣的作用等。

## 宋代的寶貴累積

宋代時，粥膳養生較之前代，有了更大的發展與進步，例如：《太平聖惠方》中記載了一百多個粥膳食療方；《聖濟總錄》中也記載了一百多方；《養老奉親書》中則收集了數十方適合中老年人養生長壽的粥膳食療方。在這些書籍收錄的粥膳食療方中，有些配方至今仍在沿用，如蓯蓉羊肉粥、生薑粥等。

## 金元時期的再發展

到了金元時期，粥膳養生也有了進一步的發展。據史書記載，醫學史上著名的金元四大家之一的李東垣對粥膳食療很有研究，在其著作中，他專門介紹了幾十個最常用的粥膳食療方。此外，還有人在《養老奉親書》的基礎上著成《壽親養老新書》，其中收集了幾十個粥膳食療方。粥膳養生不僅在民間大受歡迎，同時也得到了皇室宮廷的認可。元代宮廷飲膳方面的太醫就曾收集過不少滋補強身、改善病症、養生延年的粥膳配方。

## 明清時代集大成

到明清時，粥膳養生有了長足的發展，在原有粥膳方的基礎上不斷增加了新的食療方。明代的粥膳養生已十分普遍。明代名醫李時珍通過總結前人的醫學理論，長期走訪民間百姓，並結合自己的從醫經驗，編著了《本草綱目》一書，收錄了更多的粥膳食療方。

而明代編撰的《普濟方》共收錄了近 200 個粥膳食療方，是現存最大的一部方書。清代，粥膳養生在明代粥膳方的基礎上又有了新的發展。清代著作《老老恒言》中記載了近百種粥膳養生方。

## 今日的粥養

隨著粥膳發展至今，其種類不斷翻新，功效也各有不同。不同季節、不同人群、不同體質的人均有各自不同的養生粥膳，而針對不同的病症也有不同的食療方案。例如：有專門針對中老年人高血壓、心臟病的粥膳；有針對女性月經不調的粥膳;有針對五官疾病的粥膳;有針對消化系統疾病的粥膳等。可以說養生粥膳的種類極其豐富，普及程度也今非昔比。由於粥膳養生被大眾廣泛接受，因此一些特色粥店便應運而生，從而進一步向前推進了粥養文化的發展。如今的粥膳雖然有地域差異，南北方製作粥膳的食材也各有側重，但無一例外都有著同一目的養生。

# 認識粥膳的種類

## 依粥的形態分類

經歷了幾千年的發展，粥膳養生內容不斷翻新，種類也逐漸增多。粥的品種和等級今非昔比，各種風味的粥也屢見不鮮，如八寶粥、養顏粥、淡粥、甜粥、鹹粥等，各式各樣的蔬菜粥、水果粥、鮮花粥也層出不窮。若想細分粥膳的種類，也要依據不同的原則劃分。

這種分類方法多見於古代。古人依照粥膳形態的不同把粥膳分為兩類，即稀粥與稠粥。

**稀粥**：是以米加水直接烹製而成的，且是一種米少水多的粥，形態與稀飯相似，古代稱之為酏。用來熬煮稀粥的米、水比例大致為 1：20。

**稠粥**：也是以米加水烹製而成的粥品，但與稀粥不同的是，稠粥是黏稠的粥，米與水的比例大致為 1：15。

## 依原料分類

根據製作粥膳所用主要原料的不同，可將粥分為三大類，即白粥、食品粥和食療藥粥。

**白粥**：是指將米加水直接烹煮而成的粥，多以五穀雜糧為主要原料。製作白粥常用的原料有：稻米、小米、玉米、小麥、燕麥、蕎麥、薏米、黑米、黑豆、黃豆、赤小豆、綠豆等五穀雜糧。

古代醫書指出「五穀為養」。可見由五穀雜糧製作而成的白粥，其功用不容忽視。每種粥品都有各自不同的養生功效，較為常見的粥膳養生功效包括：養心安神、滋陰、壯陽、清熱、利濕、潤腸、健脾胃等。

**食品粥**：是在白粥的基礎上發展而來的，在原料的選用上增用了蔬菜、鮮花、水果、肉類、水產品等。由於白粥與增用的原料之間在性味上沒有太大的偏差，作用較溫和，因此較適合老人、患病兒童及體弱多病者食用，常食此類粥膳能補充營養、增強體質、提高抗病能力。

**食療藥粥**：則是在白粥或食品粥的基礎上，加入中藥烹製而成的。藥粥常用的中藥材包括：當歸、人參、丹參、山楂、山藥、白朮、白果、甘草、神曲、枸杞子、冬蟲夏草等。在製作藥粥時，可將中藥研成末後與米同煮成粥，也可將中藥搗汁或煎汁代替水來煮粥。

藥材的使用為粥膳帶來了新的功效，可以針對具體的病症自行製作藥粥。用中藥煮的粥，功效比白粥與食品粥更為顯著，有較好的養生功效。但應注意的是，在選用每一種中藥前，一定要先瞭解自己的體質以及藥材的特性與功能，或者諮詢中醫師。是藥三分毒，任何藥物都不能濫用，以免影響身體健康。

## 依烹煮方式分類

現代社會，根據烹煮方法的不同，可將粥膳分為普通粥和花色粥兩大類。

### 普通粥

製作方法較為簡單，主要分為煮粥和熬粥兩種。

**煮粥的方法**：米淘洗乾淨，放在冷水中浸泡五、六個小時，每 500 克的米加水約 3000 ～ 4000 克，再用大火煮至熟透即可。

**熬粥的方法**：將米洗淨後，加入冷水，再用大火加熱至滾後，立即裝入有蓋的木桶內，蓋緊鍋蓋，熬約 2 小時即可，用這種方法熬出來的粥味道較香。

## 花色粥

與普通粥相比，花色粥品種繁多，根據所用材料的不同，口味也有葷有素、有鹹有甜。花色粥的做法也有兩種。

一種做法是配料與米同時熬煮，但也要注意下料的先後順序，用此方法製成的粥包括：綠豆粥、赤小豆粥、豌豆粥、臘八粥等。另一種做法是煮好米粥後再放入各種配料，用這種方法製成的粥有：魚片粥、肉絲粥、魚蛋粥等。

製作粥膳的原料不同，粥品的功效也會有所區別，但總體而言，粥是一種溫和的調理性食物，能增強免疫力，補充人體的能量。

# 粥膳的養生功效

## 粥膳增強體質的功效表現

| 功效 | 具體表現 |
| --- | --- |
| 養心安神 | 人的精神、意識、思維活動都受大腦支配，當心的功能失常時，就會出現心氣不足、血液流動緩慢、脈象無力、面色蒼白、血壓低、恍惚健忘、失眠多夢、神不守舍等病症，常食具有養心安神功效的粥膳能較好地改善這些症狀。 |
| 益氣 | 人體的氣主要由來自父母的先天精氣、食物中的營養精微物質和自然界中的清氣所組成。當氣虛時，往往會出現面色蒼白、氣短乏力、自汗、心悸、心胸悶痛、眩暈、腹脹、尿頻、咳嗽、氣喘、月經不調等。當出現上述症狀時，可食具有益氣功效的粥膳進行調理。 |
| 補血 | 血液具有營養和滋潤全身的作用，主要由營氣和津液組成。粥膳的補血功效主要是針對血虛的情況。 |
| 滋陰 | 中醫講究陰陽調和，當陰虛時，人體就會發生各種病變。可通過粥膳進行調理，從而達到養陰、滋液、潤燥的目的。 |
| 補腎壯陽 | 具有補腎壯陽作用的粥膳能補助腎陽，主要用於腎陽虛證。 |
| 養肝護肝 | 肝能通調氣血，主疏泄，主藏血。當肝的功能失常時，往往會出現急躁、易怒、心情鬱悶、影響脾胃的運行功能等病症，所以平日裡可以常食具有養肝、護肝作用的粥膳進行調理。 |

| | |
|---|---|
| **養肺護肺** | 肺是五臟之一，能推動氣血，負責人體的呼吸。當肺的功能失常時，會出現胸悶、喘促、咳嗽、氣短少言、骨倦自汗、痰多、水腫等病症。當肺功能失常時可常食有養肺功能的粥膳來進行調理。 |
| **健脾胃** | 脾是五臟之一，能生化氣血；胃能接受入口的食物，並向下傳遞食物。當脾胃功能失常時，會出現腹脹、腹瀉、食欲不振、神疲乏力、頭暈目眩、胃下垂、便血、胃寒、胃熱等病症，可常食一些具有健脾胃功效的粥膳。 |
| **潤腸** | 腸是接受經過胃消化後的食物的器官。當腸功能失調時，會出現腹脹痛、腹瀉、便溏、便秘、痔瘡等病症。可經常食用具潤腸功效的粥膳進行調理。 |
| **清熱** | 具有清熱作用的粥膳主要用於熱證，熱證既可指體溫升高的發熱，也可泛指體溫正常，但患者常出現某些熱證症狀的發熱，如口幹、咽燥、面紅、目赤、大便幹結、小便赤短、舌紅苔黃等。 |
| **散寒** | 散寒類的粥膳具有溫中散寒、下氣止痛、溫腎回陽等作用，對心腹脹滿、脘腹疼痛、嘔吐、泄瀉、腰膝酸痛、四肢浮腫、小便不利、汗出不止、四肢厥冷、呼吸微弱、脈微欲絕等症狀的改善有不錯的效果。 |
| **解表** | 解表類粥膳能發散邪寒，解除表證，對惡寒、發熱頭痛、無汗或有汗、鼻塞、咳嗽、苔薄白、脈浮等病症的調理有不錯的效果。 |
| **利濕** | 濕邪為病，有外濕和內濕之分，常表現為惡寒發熱、頭脹腦重、肢體浮腫、身重疼痛、胸痞腹滿、嘔惡黃疸、泄痢淋濁、足跗浮腫等。利濕類粥膳可改善以上症狀。 |

## 抗病治病

疾病重在預防，不同的季節易患不同的疾病，如果每個季節都能做到合理膳食，就能達到預防疾病的目的。春季常食菠菜粥、菊花粥可以起到養護肝臟的作用；夏季吃荷葉蓮子粥、綠豆粥可清熱解暑；秋季吃沙參粥、玉竹粥可以利脾養胃，生津液；冬季吃生薑粥、蓯蓉羊肉粥可提高抗寒能力。另外，常用對身體有益的食材烹製粥膳，在一定程度上，具有抗病與治癒的效果。

## 輔助食療

粥膳不僅能預防疾病，還能配合藥物幫助改善某些病症。據資料記載，藥粥適用的病症有三十餘種，其中咳喘、水腫、感冒、食積、胃病、便秘、泄瀉、痢疾、消渴、產後缺乳、胎動不安、嘔吐、發熱等，在能用粥膳食療的疾病中是較為常見的。因此，當患上述常見疾病時，可盡量用粥膳進行調理。製作此類粥膳常用的食材有：蘿蔔、蔥白、冬瓜、蓮子、烏雞、綠豆等。

## 滋補調理

人們食用粥膳，重在滋補與調理，特別是兒童、中老年人、孕產婦及體弱多病者，更需要日常的飲食調理。可以根據這些人群的年齡特點、體質特徵及身體各個器官的具體狀況來進行粥膳調理與養生，從而達到保健與養生的目的。

中醫認為，虛性體質的人更需要滋補，如果能配以一些粥膳進行調理，並堅持長期服用，通過陰陽氣血的調和，就會取得不錯的效果。

## 增加免疫

具有延年益壽作用的粥膳多需一些中草藥的配合來製作成藥粥，以達到提高免疫力、抵抗衰老、健康長壽的目的。人參、枸杞子、何首烏等就是不錯的選擇。

# 認識五穀雜糧——粥膳的主角

## 五穀雜糧包含哪些

麵包、穀類、米和麵食類占了食物比例的 50% ～ 60%，也就是說五穀雜糧是人類生存的基礎，提供每日所需的熱量、改善病症、保健養生等，因此多吃五穀雜糧有益於身體健康。

《黃帝內經》認為五穀即粳米、小豆、麥、大豆、黃黍。而《孟子騰文公》稱五穀為稻、黍、稷、麥、菽。在佛教祭祀時又稱五穀為大麥、小麥、稻、小豆、胡麻。現在通常說的五穀雜糧是指稻穀、麥子、高粱、大豆、玉米，而習慣地將米和麵粉以外的糧食稱作雜糧，所以五穀雜糧也泛指各式各樣能當糧食的作物。其中，大米是五穀雜糧的代表。

## 五穀雜糧的四性

中醫理論強調藥食同源，認為食物有改善疾病的功效，所以將食物的性質分類，讓人們根據自己的體質來選擇合適的食物。五穀雜糧的四性即寒、涼、溫、熱四種屬性，寒熱偏性不明顯的則歸於平性，但習慣上仍稱為四性。

五穀雜糧的四性是根據吃完食物後對身體產生的作用來劃分的，一般來說，寒涼性的五穀雜糧能減輕或消除體內熱象，清熱解渴；而吃完後有明顯地消除或減輕身體寒象的，就歸於溫熱性。其實，所謂寒、涼、溫、熱的區分都只是程度上的差別，寒性的程度比較輕就歸涼，而溫熱也是如此。

## ·四性的作用、適合體質及代表食物·

| 四性 | 作用 | 適合體質 | 代表食物 |
| --- | --- | --- | --- |
| 寒 | 清熱解渴、消除熱證 | 熱性症狀或陽氣旺盛者 | 小麥、蕎麥 |
| 涼 | 降火氣、減輕熱證 | 熱性症狀或陽氣旺盛者 | 綠豆、薏米、大米、小米 |
| 溫 | 祛寒補虛 | 寒性症狀或陽氣不足者 | 赤小豆、高粱、糯米、栗子 |
| 熱 | 祛寒、消除寒證 | 寒性症狀或陽氣不足者 | 炒、炸花生等 |
| 平 | 健脾開胃 | 各種體質皆適合 | 黑豆、玉米、粳米、黃豆 |

## 五穀雜糧的五味

即酸、苦、甘、辛、鹹五種滋味。另外，還有淡味和澀味，一般把淡味歸入甘，澀味歸入鹹。五味都有各自對應的體內器官和功效，飲食五味均衡，才是最好的養生方法。

### 酸味

有生津開胃、收斂止汗、助消化、改善腹瀉症狀等作用，對應器官為肝。但是，如果吃得太多容易造成筋骨損傷。感冒者宜少食。

### 苦味

清熱瀉火，解毒除煩，能促進傷口癒合。對應器官為心。如果食用過多會口乾舌燥，便秘、乾咳、胃病或骨病患者，應避免食用。

### 甘味

有補益身體、調和脾胃系統的作用，對應器官為脾。但食用過多會導致發胖和蛀牙，如有糖尿病或腹部悶脹者不宜食用過多。代表性五穀雜糧為糯米、蕎麥、豌豆等。

### 辛味

可緩和肌肉及關節病、偏頭痛等，可發散風寒、行氣活血。對應器官為肺。如果過多食用會便秘、火氣大或長青春痘等。

### 鹹味

有溫補肝腎、瀉下通便的功效，對應器官為腎。如果食用過多會造成高血壓等心血管疾病，中風患者應節制食用。代表性五穀雜糧為小麥、小米等。

### 淡味

有除濕利水的功效，可改善小便不暢、水腫等症狀。如果沒有濕性症狀的人應謹慎食用。代表性五穀雜糧為薏米等。

## 五穀雜糧的五色

傳統中醫認為，五行對應著體內的器官，木為肝、火為心、土為脾、金為肺、水為腎。就飲食保健方面而言，五色(即青、赤、黃、白、黑)的食物分別對應五行（木、火、土、金、水），因此對人體的五臟有不同的滋補作用。

而現代中醫認為，五色對應五臟的理論也並非絕對，如綠豆對應五行為木，對應體內器官應為肝，而實際上，綠豆主要是入心、胃二經。但各個臟腑之間是相互聯繫的，因此，五色食物必須均衡攝取，不能偏食一色，要讓五臟同時得到滋補。

### ·五色食物的作用·

| | | |
|---|---|---|
| **青色食物** | 對應五行為木 | 入肝經，能增強臟腑之氣。肝為解毒的器官，所以青色食物有清肝解毒的作用。<br>例如：豌豆等。 |
| **赤色食物** | 對應五行為火 | 入心經，能增強心臟之氣，提高人體組織中細胞的活性。多吃赤色食物能預防感冒，有清血、補血、通血的效用。<br>例如：赤小豆等。 |
| **黃色食物** | 對應五行為土 | 入脾經，能增強脾臟之氣，促進和調節新陳代謝，提高臟腑功能。<br>例如：黃豆、小米、玉米等。 |
| **白色食物** | 對應五行為金 | 入肺經，可增強肺臟之氣。<br>例如：大米、薏米、杏仁等。 |
| **黑色食物** | 對應五行為水 | 入腎經，能增強腎臟之氣，可保健養顏、抗衰、防癌等，對生殖、排泄系統較有好處。<br>例如：黑豆等。 |

· 五色與臟腑、四季、性味對應表 ·

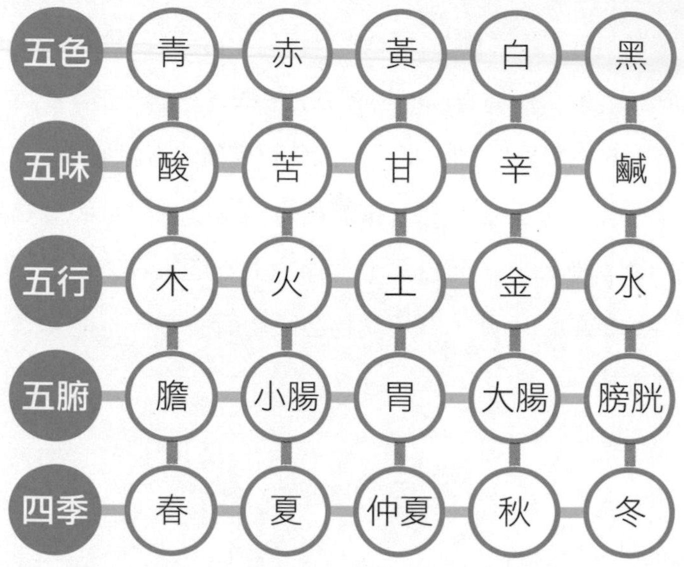


## 五穀雜糧的營養與功效

相對而言，五穀雜糧比精製的米麵更有營養。除此之外，雜糧還能為身體提供特別的食療作用。以下是常見的五穀雜糧種類與其營養成分列表。

| 穀物種類 | 營養與功效 |
|---|---|
| 大米（稻米） | 其主要成分是碳水化合物、蛋白質、脂肪、纖維素及人體必需的微量元素，但普通稻米缺乏維生素 A、維生素 C 和碘等人體必需的成分，因此需要通過搭配蔬菜及其他食物來均衡營養。 |
| 黑米 | 黑米中的蛋白質和氨基酸含量較多，還含有多種維生素和鋅、鐵、鉬、硒等人體必需的礦物質。黑米具有滋陰補腎、補胃暖肝、明目活血的功效。長期食用黑米，可改善頭昏、目眩、貧血、白髮、眼疾、腰腿酸軟等病症。 |

| | |
|---|---|
| 紫米 | 含有豐富的蛋白質、脂肪、賴氨酸、色氨酸、維生素 $B_1$、維生素 $B_2$、葉酸等多種營養成分，還含有鐵、鈣、磷、鋅等人體所需的礦物質。紫米具有補血益氣、暖脾胃的功效，對改善胃寒痛、消渴、夜多小便等病症有不錯的效果。 |
| 薏米 | 富含亮氨酸、精氨酸、賴氨酸、酪氨酸等氨基酸類成分，還含有脂肪油、糖類等。薏米性微寒，有健脾、去濕、利尿的功效。可緩解濕熱、脾虛腹瀉、肌肉酸痛、關節疼痛等。還可增強腎上腺皮質功能。薏米是一種理想的抗癌保健食品。 |
| 小米 | 味甘，性微寒，有健脾、除濕、安神等功效。 |
| 玉米 | 世界公認的黃金作物。纖維素比精製米、精製麵粉高四～十倍。纖維素可加速腸部蠕動，排除大腸癌的因數，降低膽固醇吸收，預防冠心病。玉米還能吸收人體的一部分葡萄糖，對糖尿病有緩解作用。 |
| 黃米 | 富含蛋白質、脂肪和賴氨酸。黃米味甘，有黏性，有和胃、健脾、烏髮的功效。 |
| 高粱 | 營養豐富，用途廣泛。加工後所成的高粱米可用來蒸飯或磨成粉，再做成各種食品。高粱米含有蛋白質、脂肪、碳水化合物、鈣、磷、鐵等，賴氨酸含量高，丹寧酸含量較低。高粱性溫，有和胃、健脾、涼血、解毒、止瀉的功效，可用來改善積食、消化不良、濕熱下痢和小便不利等多種疾病。 |
| 黃豆 | 味甘，性平，有健脾寬中、潤燥消水的效用，對疳積瀉痢、腹脹、妊娠中毒、瘡癰腫毒、外傷出血等病症有輔助食療作用。 |
| 黑豆 | 含有黃酮類物質、大豆皂醇、蛋白質、B 群維生素、優質脂肪酸、胡蘿蔔素、葉酸等。黑豆具有補腎益精、活血潤膚的功效，有很強的補腎、養腎作用。 |

| | |
|---|---|
| **赤小豆** | 含有較多的皂苷，可刺激腸道。有良好的利尿作用，能解酒、解毒，對心臟病、腎病、水腫均有一定的作用。還含有較多的膳食纖維，具有良好的潤腸通便、降血壓、降血脂、調節血糖、解毒、抗癌、預防結石、健美減肥的作用。哺乳期女性多吃赤小豆，還有催乳的功效。 |
| **蠶豆** | 蛋白質含量高，並含有鈣、鐵、磷等多種礦物質和維生素。蠶豆具有祛濕、利臟腑、養胃、補中益氣的功效，對水腫及慢性腎炎等有緩解作用。 |
| **綠豆** | 味甘，性寒，有利尿消腫、清熱、解毒、涼血的作用。 |
| **小麥** | 含有鈣、磷、鐵及幫助消化的澱粉酶、麥芽糖酶等，還含有豐富的維生素 E，是保護人體血液、心臟、神經等正常功能的必需營養品。另外，常吃小麥還可增強記憶、養心安神。 |
| **大麥** | 主要含有澱粉、蛋白質、脂肪和礦物質，還含有維生素 E 和多種微量元素。食用大麥，可以消暑熱，還可以緩解胃炎及十二指腸球部潰瘍等病的症狀。另外，還有消食、回乳、消水腫等功效。 |
| **燕麥** | 含有澱粉、蛋白質、脂肪，氨基酸、脂肪酸的含量也較高，還含有維生素 $B_1$、維生素 $B_2$ 和少量的維生素 E、鈣、磷、鐵以及穀類作物中獨有的皂苷。常服燕麥能降低心血管和肝髒中的膽固醇、甘油三酯。燕麥具有補益脾胃、滑腸催產、止虛汗和止血的功效。 |
| **蓧麥** | 其蛋白質含量比大米、麵粉高 1.6 ～ 2.2 倍，脂肪含量則比大米、麵粉高 2 ～ 2.5 倍，而且蓧麥脂肪成分中的亞油酸含量較多，易被人體吸收，有降低人體血液中膽固醇的作用。蓧麥含糖較少，是糖尿病患者的理想食品。 |
| **蕎麥** | 蕎麥含有其他穀物所不具有的葉綠素和蘆丁，其維生素 $B_1$、維生素 $B_2$ 含量比小麥多 2 倍，煙酸含量比小麥多 3 ～ 4 倍。蕎麥中所含煙酸和蘆丁都是治療高血壓的成分，經常食用蕎麥對糖尿病也有一定的療效。蕎麥外用還可改善毒瘡腫痛等。 |

## 適合不同體質的五穀雜糧

體質是指身體的形態與功能。在生長過程中，任何人都有自己的體質特性。體質可分寒、熱、虛、實四種，但絕大部分人的體質類型是重疊的，會隨著環境、季節或女性的月經週期變化而改變。所以，應當以最近一個月身體產生的症狀來判斷，然後再依照「熱者寒之、寒者熱之」及「虛則補之、實則瀉之」的原則，以達到養生的目的。

如何利用日常飲食來改善和預防疾病是重要的環節。不同的食物有各自不同的養生功用，要先認識自己的身體，再找出適合自身體質的食物，這樣才能使身體更加健康。

| 體質類型 | 五穀雜糧 | 貼心提示 |
|---|---|---|
| **熱性體質** | 大麥、小麥、蕎麥、綠豆、薏米、小米等 | 熱性體質者應適當攝取一些寒涼性食物，以減輕燥熱的症狀。 |
| **寒性體質** | 赤小豆、糯米、高粱、炒花生等。 | 寒性體質的人應多吃溫性的食物，可活化身體機能，增加活力，改善貧血症狀。 |
| **實性體質** | 薏米、綠豆、小米等。 | 實性體質者，由於常常便秘，因而體內便會產生較多的廢氣，所以多吃苦寒食物，可以幫助毒素排出體外。 |
| **虛性體質** | 赤小豆、糯米、糙米、芝麻、高粱、炒花生等。 | 虛性體質的人，應選擇滋補性的食物，以增加體力和恢復力氣。 |

## 食用五穀雜糧的要注意

- 黃豆、扁豆不能生食。
- 肝硬化患者食用豆類要適量。
- 胃病及消化系統不好者應少吃含粗纖維的五穀雜糧。
- 五穀雜糧混合搭配營養更全面。
- 五穀雜糧宜與其他類食物搭配食用。

# 認識中藥——不可缺少的粥膳成員

## 瞭解中藥

中藥的養生保健作用眾所周知。其實，它是粥膳養生家族中不可缺少的成員，同時也是製作藥粥的必備原料。

## 中藥的四氣

中藥的性質可分為寒、涼、平、溫、熱五種。其中，寒、涼、溫、熱等四種不同的特性被稱為四氣，也稱為四性。其中的平性藥有偏溫或偏涼的特性，所以中醫對藥物的性能習慣上稱為四氣，而非五氣。

## 不同藥性的功效

溫熱性中藥具有散寒、溫裡、化濕、行氣、壯陽等功效，主治寒證或機能減退的症候。平性中藥藥性平和，多為滋補藥，用於體質衰弱和溫熱性質中藥不適應者。寒涼性中藥具有清熱、瀉火、解毒、涼血、滋陰等功效，主治熱證或機能亢進的疾病。

## 中藥的五味

是指中藥具有辛、酸、甘、苦、鹹五種滋味。此五味具有兩層含義：中藥本身的味道與中藥的作用範疇。

## 辛味藥

辛味的中藥具有發散、行氣、行血的作用，可用於輔助治療外感表證、氣血淤滯等疾病。所謂「辛散」是指辛味中藥具有發散表邪的作用，可用於治療外感性疾病；「辛行」是指辛味中藥具有行氣行血的作用，可用於治療氣滯血淤型疾病。

## 酸味藥

具有收斂、固澀的作用，可用於輔助治療虛汗、久瀉、尿頻及出血症等。還具有生津、開胃、消食的作用，可用於食積、燥渴、胃陰不足等病症。

## 甘味藥

具有補益、和中、緩急等作用，可用於輔助治療虛證、脾胃不和等病症，主要用於體質虛弱者。

## 苦味藥

苦味中藥具有通瀉、降泄、傾泄、潤燥、瀉火、堅陰的作用，主要用於熱結便秘、氣逆咳喘、熱盛心煩、寒濕或濕熱性疾病等。另外，輕度的苦味還具有開胃的作用。

## 鹹味藥

具有潤下、通便、軟堅散結的作用，可用於大便乾結、痰核等症狀。

## 粥膳中常用的中藥

### 杜仲

味甘，性平。適用於氣虛型體質。能潤肝燥，有強壯筋骨、去濕利水、滋補肝腎的功效。

**選購提示：**購買時，選擇外皮呈淡棕色或灰褐色、薄皮有斜方形橫裂皮孔、厚皮有縱槽形皮孔、內表皮呈暗紫色、折斷後有白色膠絲、且膠絲密而多、呈銀灰色、富有彈性的為佳。

### 百合

味甘、微苦，性平。適用於陰虛型體質，能補中益氣、安定心膽，還有滋補五臟、利大小便的功效。

**選購提示：**購買乾百合時，應以乾燥、無雜質、肉厚且晶瑩透明者為佳。購買鮮百合時，應以瓣大且勻、厚、色白或呈淡黃色者為佳。

### 白朮

味甘，性溫，無毒。可輔助治療胸膈煩悶、四肢腫滿、中風口禁、產後中寒、暈眩、中濕骨痛、皮疹、自汗、盜汗、產後嘔吐、脾虛泄瀉、久瀉腸滑、腸風痔漏、脫肛瀉血等病症。

**選購提示：**購買時，以表面灰黃色或灰棕色、氣清香、味甘及微辛、嚼之略帶黏性者為佳。

### 當歸

味甘，性溫，無毒。具有補血、清血、潤腸、通經的功效，還可促進血液循環、活血化淤。《神農本草經》上記載：當歸對咳嗽、流產不孕以及各種痛腫創傷有療效，宜煮汁服用。

**選購提示：**購買時要挑選主根粗長、油潤、外皮顏色黃棕、斷面顏色黃白、氣味濃郁的為佳。

### 枸杞

味甘，性平。適用於血虛、陽虛型體質。能滋補肺腎、養睛明目，還具有補血的功效。

**選購提示：**購買時，以顆大、飽滿、色鮮紅的為佳。

### 肉蓯蓉

味甘，性溫。適用於氣虛型體質。能滋補腎臟、潤燥滑腸、行氣通便，有養精血的功效。

**選購提示：**購買時，選擇扁圓柱形、稍微有些彎曲、表面呈棕褐色或灰棕色、體重、質堅、不易折斷、斷面棕褐色的為佳。

## 肉荳蔻

味辛、澀，性溫、無毒。可輔助治療心腹脹滿、氣短、胃弱嘔逆不食、霍亂煩渴、虛瘧、自汗不止、赤白帶下、脾痛脹滿等病症。

**選購提示：**購買時，以表面黃白色至淡黃棕色、果皮體輕、質脆、氣芳香、味辛涼略似樟腦者為佳。

## 三七

味甘、微苦，性微溫。適用於氣虛血淤型體質。可止血，活血化淤，增強免疫力。

**選購提示：**三七有春三七和冬三七之分，春三七為三七中的佳品。購買時，應挑選個大、體重、色好、光滑、堅實的。冬三七皺紋比較多，但品質比春三七差。

## 黃芪

味甘，性微溫，無毒。適用於氣虛型體質。具有益氣固表、提神強體、健脾養胃的功效。

**選購提示：**選購時，以圓柱形、分枝少、上粗下細、表面灰黃或淡褐色、有縱皺紋或溝紋、皮孔橫向延長、味微甜、嚼起來帶有豆腥味的為佳。

## 生薑

味辛，性微溫，無毒。可輔助治療瘧疾寒熱、寒熱痰嗽、心胸脅下硬痛脹滿、大便不通、濕熱發黃、滿口爛瘡、牙痛、擦傷割傷、痔漏等。

**選購提示：**購買時，以表面黃褐色或灰棕色、有環節、質脆、易折斷、斷面淺黃色、內皮層環紋明顯、氣香特異、味辛辣者為佳。

## 人參

味甘，性微寒，無毒。適用於氣虛型體質。能強化身體各部分功能，幫助新陳代謝，加強抵抗力，消除疲勞，補五臟。體質虛弱、貧血、虛咳、氣喘、手足冰冷者可多食用。

**選購提示：**購買時，以身長、枝粗大、漿足、紋理細、根莖長、根莖較光滑無莖痕以及根須上偶爾有不明顯的細小疣狀突起、無黴變、無蟲、無折損的為佳。

## 甘草

味甘，性平。有解毒、祛痰、止痛、解痙等藥理作用。在中醫上，甘草能補脾益氣，止咳潤肺，緩急解毒，調和百藥。

**選購提示：**購買時，以根及根莖質地較堅實、外皮不粗糙、皮孔細而不明顯者為佳。

## 何首烏

味苦、甘、澀，性溫。適用於血虛型體質。能滋補調養，對治療腰痛、滋養肝髒、補養氣血有顯著功效，可幫助肝臟疏泄體內毒素。

**選購提示：**購買時，以質堅體重、粉性十足的為佳。

## 黨參

味甘，性平。適用於氣血兩虛型體質。可強化機體活力、益氣養血、預防貧血及體虛。

**選購提示：**選購時，以條大粗壯、橫紋多、皮鬆肉緊、味清甜、嚼起來無渣的為上品。

## 天冬

味甘、苦，性寒。具有養陰生津、潤肺清心的功效，適用於肺燥乾咳、虛勞咳嗽、津傷口渴、心煩失眠、內熱消渴、腸燥便秘、白喉等症。

**選購提示：**優良的天冬帶有甜及微苦的味道，表面呈黃白色至淡黃棕色，有半透明感，表面有光滑或具深淺不等的縱紋，偶有殘存的灰棕色外皮，有黏性，斷面呈角質樣，中柱黃白色。

## 白果

味甘、苦、澀，性平，無毒。具有斂肺定喘、止帶濁、縮小便的功效，適用於痰多喘咳、帶下白濁、遺尿、尿頻等症。

**選購提示：**白果又叫銀杏。選購時，以外殼潔白、光滑、顆粒大小均勻且果仁新鮮、飽滿、堅實、無黴斑者為佳。

## 山藥

味甘，性平。適用於氣虛型體質。具有補氣、健胃、益腎、補益脾肺的功效，可清虛熱、止咳、止瀉、健脾胃。

**選購提示：**以質堅實、粉性足、色白、乾燥的為佳。

## 薄荷

味辛，無毒。具有清熱解毒的功效。可輔助治療風熱、眼瞼紅爛、瘰鬁、鼻血不止、血痢不上、火毒成瘡等病症。

**選購提示：**購買時，以質脆、斷面白色、髓中空、氣味芳香清涼者為佳。

## 中藥配伍的禁忌

將兩種或兩種以上的中藥進行配伍使用，能使中藥之間相互作用，提高藥效、減少或消除毒副作用，從而保證用藥的安全並提高療效。但並不是所有的中藥都能相互配伍，有些中藥配伍具有相互抵消甚至對抗的作用，進而使中藥的毒副作用增強，因此在製作粥膳時一定要禁止不當的搭配。關於中藥的配伍應掌握「十八反」與「十九畏」。

### 十八反原則

半樓貝蘞芨攻烏，藻戟遂芫具戰草，諸參辛芍叛藜蘆。主要意思為：烏頭（附子）與半夏、栝樓、貝母、白蘞、白芨相反，不能配伍使用；甘草與海藻、大戟、甘遂、芫花相反，不能配伍使用；藜蘆與人參、沙參、苦參、丹參、玄參、細辛、芍藥相反，不能配伍使用。其中的玄參後來增加的，因此實際上有十九種中藥，但習慣上仍沿用「十八反」的說法。

### 十九畏原則

硫黃原是火中精，樸硝一見便相爭，水銀莫與砒霜見，狼毒最怕密陀僧，巴豆性烈最為上，偏與牽牛不順情，丁香莫與鬱金見，牙硝難合京三棱，川烏草烏不順犀，人參最怕五靈脂，官桂善能調冷氣，若石脂便相欺，大凡修合看順逆，炮監灸溥莫相依。

主要意思是：硫黃畏樸硝，水銀畏砒霜，狼毒畏密陀僧，巴豆畏牽牛，丁香畏鬱金，牙硝畏三棱，川烏、草烏畏犀角，人參畏五靈脂，官桂畏石脂，相畏的兩者之間不宜配伍使用。

## 中藥與食物搭配的禁忌

不僅中藥搭配時有禁忌，中藥與食物搭配製作藥粥時同樣也有禁忌，下面是常見的中藥與其相剋的食物列表：

（✖）白果忌配**白鱔**

（✖）白朮忌配**白菜、香菜、蒜、青魚、李子、桃**

（✖）半夏忌配**羊肉**

（✖）薄荷忌配**鱉肉**

（✖）丹參忌配**牛奶、黃豆、肝類、食醋、酸物**

（✖）茯苓忌配**食醋、酸物**

（✖）何首烏忌配**蒜、蔥、蘿蔔**

（✖）麥冬忌配**鯽魚、鯉魚**

（✖）人參忌配**龜、蘿蔔**

（✖）細辛忌配**萵苣**

（✖）紫蘇忌配**鯉魚**

# 煮粥也有大學問

中醫講究藥食同源，也就是以食物作為藥物。用當季的蔬菜、魚及肉等，以簡單的烹調技巧搭配具有不同特性的原料，不但能讓食物更加美味，還會使食物兼具營養及保健的雙重價值，粥膳也是如此。不過，粥的烹製並不簡單，要想把粥煮得鮮美、好吃，也要參透其中的學問。

## 煮粥的方法與講究

煮粥，米是不可缺少的。常用於烹製粥膳的米包括秈米、粳米、糯米、小米、薏米等。在選購米時一定要仔細辨別，以便順利買到優質米。製作粥膳常用的米有：

**秈米**：一般為長橢圓或細長形，較白，透明度較差。吸水性強，脹性大，出飯率高。口感粗硬，易消化吸收。

**粳米**：米粒為橢圓形，透明度高，表面光亮。吸水性差，脹性小，不如秈米易消化。

**糯米**：也叫江米。米質呈蠟白色、不透明或半透明狀，吸水性和膨脹性小，熟後黏性大，常用其製作甜食或各種年糕。但較難消化吸收，胃腸消化功能弱者不宜食用。

**小米**：由粟脫殼製成的糧食，顆粒較小。

**薏米**：又稱薏苡仁，是穀類糧食的一種，營養豐富。

## 優質米與劣質米的辨別

米的挑選應從不同顏色、乾燥程度及是否有黴變等感官性狀著手。優質米有光澤，米粒整齊，顆粒大小均勻，碎米及其他顏色的米極少。當把手插入米中時，有乾爽感。然後再捧起一把米觀察，米中是否含有未成熟米（即無光澤、不飽滿的米）、損傷米（蟲蛀米、病斑米和碎米）、生黴米粒（米表面生黴，但沒完全黴變，還可食用的米粒）。同時，還應注意米中的雜質，優質米糠粉少，帶殼稗粒、稻穀粒、沙石、煤渣、磚瓦粒等雜質少。

在挑選米時，還要看含黃粒米多少（精白米中），黃粒米也稱黃變米。黃變米含有許多黴菌毒素，其中的黃天精和環氯素已被證實對人類有致癌作用，不能食用。陳米是一種儲存時間過長的米。其外觀品質差，色澤發暗，黃粒米較多，有糖酸氣味，米香味減弱或消失。此種米煮熟後，黏性下降，米粒組織結構鬆散，食用時無鮮米的香氣。陳米只要無黴變，仍可食用。

## 水的用法

煮粥用的水也有講究。一般情況下，煮粥需要用大量的水，應該選擇什麼樣的水來煮粥呢？《粥譜》認為，活水要比死水好，若用井水，要在淩晨3：00～5：00汲取為好，還有認為煮粥用泉水好。當然，這些都是古人的觀點，社會發展到今天，人們一般只用自來水煮粥了。

不論用哪種水煮粥，都要採用正確的方法。一般人都習慣用冷水煮粥，其實最適宜煮粥的是開水。因為冷水煮粥會糊底，而開水煮就不會出現這種現象。

## 火候的掌握

在粥膳製作過程中，米與水固然重要，但火候的掌握也是關係粥品質的一個關鍵因素。煮粥時一般應先用大火煮開，再轉小火熬煮約30分鐘。另外，可根據不同的火候做成不同的粥。比如：用小火熬煮加進白果和百合的白粥，能夠清熱降火；用大火生滾的各類肉粥，低油低脂、原汁原味、口感清新。

## 時間的拿捏

熬粥時間長短要區別。熬粥時間越長，澱粉會被水解為糊精，有利於消化吸收，但容易引起血糖升高，因此，對於有糖尿病患者的家庭來說，熬粥時間不要太長。對於其他正常人群，尤其是兒童及消化吸收能力較差的人來說，熬粥時間越長越好，沒有營養素流失的問題。

## 器具的選擇

用五穀雜糧烹煮粥膳時，應盡量使用穩定性較高的陶瓷器具或不銹鋼製品等，不要使用塑膠或鋁製等容易氧化的器具。

## 正確的煮粥程序

優質米有光澤，米粒整齊且大小均勻。很多人都會覺得煮粥是件很簡單的事，把米淘好多加點水慢慢煮就是了。不過，要將粥煮得稠而不糊、糯而不爛要注意方法，下面就來向大家介紹一下煮粥的正確步驟：

**1. 浸泡**

煮粥前先將米用冷水浸泡半小時，讓米粒膨脹開。這樣不但節省煮粥的時間，而且煮出來的粥口感好。

由於製作粥膳的原料多為五穀雜糧，而其中的穀類、豆類中含有較多的纖維素，如果在烹調前不用水浸泡一段時間粥便不容易軟爛，吃的時候口感會較硬，不易入口。更重要的是，浸泡後烹調，會使食物更容易被人體吸收、消化。

在浸泡豆類時，最好用自來水，浸泡過豆類後的水有的可能會含有化學物質，應及時倒掉。在浸泡黑糯米時，其營養成分會溶於水中，浸泡過後的水可以直接烹煮。浸泡後再煮還可使五穀雜糧內的營養活化，減少烹調時間。浸泡時間需視五穀雜糧的種類而定。

**2. 開水下鍋**

大家的普遍共識都是冷水煮粥，而真正的行家裡手卻是用開水煮粥。因為用冷水煮粥容易糊底，而開水下鍋就不會有此現象，而且它比冷水熬粥更省時間。如果你一直用冷水煮粥，以後就要改掉這一習慣。先將水燒熱再將浸泡好的米倒入鍋中，粥就不會糊底了。

**3. 火候**

先用大火煮開，再轉小火熬煮約 30 分鐘。即以大火燒水，小火煲粥，內行人稱之為「大火攻，小火」。別小看火的大小轉換，粥的香味由此而出！

**4. 攪拌**

在烹煮粥時攪拌是關鍵。攪拌的技巧是：開水下鍋時攪幾下，蓋上鍋蓋以小火熬20分鐘時，開始不停地攪動，記住要順一個方向攪，持續約10分鐘，到呈稠狀出鍋為止。煮粥時經常攪拌，不僅可以防止粥糊底，而且還可以讓米粒更飽滿、更黏稠、

**5. 點油加鹽**

煲粥時，米洗淨後最好先用鹽、油拌醃過，鹽會使粥易熟、綿滑，生油可促進米粒軟爛成粥。加鹽不加油則粥味清淡，加油則甘濃香甜一些，可隨

個人口味選擇。一般人認為煮粥不必放油，但事實上，煮粥也應放油。粥煮開改小火煮約 10 分鐘時，加入三、四滴油，就會發現不但成品粥色澤鮮亮，而且入口特別鮮滑。

**6. 底料分煮**

大多數人煮粥時習慣將所有的東西一股腦兒全倒進鍋裡，百年老粥店可不是這樣做的。輔料和粥一定要分開煮，吃前再將它們放在一起熬煮片刻，時間以不超過 5 分鐘為宜。這樣熬出的粥品清爽而不混濁，每樣東西的味道都熬出來了又不串味。特別是輔料為肉類及海鮮時，更應將粥底和輔料分開煮，輔料如皮蛋、瘦肉、魚片、蝦仁之類。

## 居家煮粥小訣竅

煮粥很簡單，但想煮出既美味又營養的粥，還是有些難度的。煮粥的關鍵在於原料的準備和熬製的火候。下面介紹一些煮粥常識，可以讓你事半功倍。

**1. 米要先泡水**

淘淨米後再浸泡 30 分鐘，米粒吸收水分，才會熬出又軟又稠的粥，而且還比較省火。

**2. 熬一鍋高湯**

為什麼外面的粥總比自己家裡做的多一點鮮味？最大的秘訣就是要先熬出一鍋高湯。高湯的做法：豬骨 1000 克，放入冷水鍋中煮沸，除血水，撈出，洗淨。另起鍋放入足量清水煮沸，再放入豬骨，洗淨薑 2 片，轉小火燜煮 1 小時關火即可。

**3. 水要加得適量**

大米與水的比例分別為：稠粥 = 大米 1 杯 + 水 15 杯，稀粥 = 大米 1 杯 +

水 20 杯。

**4. 煮一碗好吃的粥底**

煮粥最重要的是要有一碗晶瑩飽滿稠稀適度的粥底，才能襯托入粥食材的美味。粥底做法：大米 400 克洗淨，加入 1200 克清水浸泡 30 分鐘，撈出，瀝淨水分，放入鍋中，加入 2500 克高湯煮沸，轉小火熬煮約 1 小時至米粒軟爛黏稠即可。

**5. 掌握煮粥的火候**

先用大火煮沸後，要趕緊轉為小火，注意不要讓粥汁溢出，再慢慢蓋上蓋，留縫，用小火煮。

**6. 不斷攪拌才黏稠**

大火煮的時候要不斷地攪動，小火煮的時候減少翻攪。

**7. 哪些材料可以熬粥底**

豬骨熬出的高湯，很適合搭配肉類入粥。雞湯適合做海鮮粥。用柴魚、海帶及蘿蔔等根莖類熬成的高湯，適合作栗子粥等日式風味的粥。

**8. 如何加料煮粥**

要注意加入材料的順序，慢熟的要先放。如米和藥材應先放，蔬菜、水果最後放。海鮮類一定要先汆燙，肉類則拌澱粉後再入粥煮，就可以讓粥看起來清而不混濁。

**9. 米飯煮粥**

建議比例是 1 碗飯加 4 碗水，注意不可攪拌過度。胃寒的人建議用米飯放入沸水中煮粥，對胃有益。

**10. 電鍋煮粥**

建議比例是米 水 =1：8。

**11. 善用砂鍋的保溫特性**

砂鍋要先用小火燒熱，等砂鍋全熱後再轉中火逐漸加溫，烹飪中加水也只能加溫水。

**12. 防止溢鍋**

淘米時不可過於用力揉搓米粒。

熬大米粥、小米粥，或用剩米飯熬粥，稍不注意便會溢鍋。如果在熬粥時往鍋里加 5 ～ 6 滴植物油或動物油，就可避免粥汁溢鍋了。用壓力鍋熬粥，先滴幾滴食用油，開鍋時就不會往外噴，比較安全。

## 煮粥要注意的事

### 淘米忌過於用力

穀類外層的營養成分比裡層要多，特別是含有豐富的 B 群維生素和多種礦物質，而這些營養物質可以溶在水裡。如果在淘米時，太過用力，會讓米外層中的營養物質隨水流失。另外，也不要用熱水淘米，這同樣會破壞其中的營養物質。一般情況下，可先把沙子等雜質挑出，然後再淘洗兩遍即可。

### 選擇適當材料

利用生鮮食物煮粥時，其加熱溫度和加熱的時間都無法達到殺死致病微生物的要求，尤其是水產品，如想保持食物的鮮美，就不能高溫加熱，加熱時間也不宜過長，因此極有可能會有細菌或寄生蟲卵殘留。致病的細菌、寄生蟲卵或幼蟲如果沒有被殺死，便會隨食物進入人體，從而引發各種疾病。因此，煮粥時一定要注意原料的選擇，盡量不要選擇帶有致病細菌或寄生蟲的原料，同時也要注意加熱的溫度與時間。

### 高湯的使用要適當

高湯是決定一碗粥口感的基礎，而不同的高湯所熬出來的粥底，味道也各不相同，用高湯熬出的粥會更香醇！

## 煮粥忌放鹼

有些人在煮粥、燒菜時，有放鹼的習慣，以求快速軟爛和發黏，口感也較好。但是這樣做的結果，往往會導致米和菜裡的養分大量損失。因為養分中的維生素 $B_1$、維生素 $B_2$ 和維生素 C 等都是喜酸怕鹼的。

維生素 $B_1$ 在大米和麵粉中含量較多。有人曾做過試驗，在 400 克米里加 10 克鹼熬成的粥，有 56%的維生素 $B_1$ 被破壞。如果經常吃這種加鹼煮成的粥，就會因缺乏維生素 $B_1$ 而發生腳氣病、消化不良、心跳、無力或浮腫等。

維生素 $B_2$ 在豆子裡的含量最為豐富。一個人每天只要吃 150 ～ 200 克黃豆，就能滿足身體對維生素 $B_2$ 的需要了。豆子不易煮爛，放鹼後當然爛得快，但這樣會使維生素 $B_2$ 幾乎全部被破壞。而人體內缺乏維生素 $B_2$，就容易引起男性陰囊瘙癢發炎、爛嘴角和舌頭發麻等。

維生素 C 在蔬菜和水果中含量最多。維生素 C 本身就是一種酸，能與鹼發生中和反應，鹼對它會起破壞作用。人體內如果缺乏維生素 C，會使牙齦腫脹出血，容易感冒，甚至得壞血病。

### 貼心提醒

- 用雞胸骨熬成的高湯味道比較清淡，如果喜歡較濃重的口味，可改用豬大骨來熬煮。
- 粥裡加入海鮮，宜用雞湯煮粥底；而豬大骨高湯熬成的粥底，則適合以肉類入粥。
- 使用海鮮時，宜先汆燙；肉類最好先汆燙過或拌澱粉後再入粥，以免粥品混濁、不清爽。
- 香菜或薑末等調料，不要直接混入粥裡一起煮，以免菜色變黃。

# 粥養宜與忌

粥膳雖是滋補之物，並非多多益善。服用粥膳也要把握好尺度，一定要掌握食用粥膳的宜忌，方可補益身體，達到養生的目的。

## 食粥宜選對時間

粥膳在一天三餐中均可食用，但最佳的時間卻是早晨。因為早晨脾困頓、呆滯，胃津不濡潤，常會出現胃口不好、食欲不佳的情況。此時若服食清淡粥膳，能生津利腸、濡潤胃氣、啟動脾運、利於消化。另外，也可選擇在晚上喝粥，這樣能調劑胃口。

## 五穀雜糧粥不宜過量食用

如過量食用五穀雜糧粥膳，會有腹脹的情況發生；糯米類也會引起消化不良；而豆類一次食用過多，也會引起消化不良。

## 宜用胡椒粉去粥的腥味

在用魚、蝦等水產品製作粥膳時，難免會產生腥味，這時如果在粥中加入胡椒粉，不僅可以去掉腥味，還能使粥更加鮮美。

## 不宜食用太燙的粥

常喝太燙的粥，會刺激食道，不僅會損傷食道黏膜，還會引起食道發炎，造成黏膜壞死，時間長了，可能還會誘發食道癌。

## 孕婦不宜食用薏米粥

孕婦不宜食用薏米粥。因為薏米中的薏仁油有收縮子宮的作用，故孕婦應慎食。

## 胃腸病患者忌食稀粥

胃腸病患者胃腸功能較差，不宜經常食用稀粥。因為稀粥中水分較多，進入胃腸後，容易稀釋消化液、唾液和胃液，從而影響胃腸的消化功能。另外，稀粥易使人感到腹部膨脹。

## 生魚粥不宜常食

生魚粥就是把生魚肉切成薄片，配以熱粥服食，這種吃法常見於南方。生魚粥多用鯉魚的鱗片或肉片，這些生魚肉中可能潛伏著對人體有害的寄生蟲，人食用後，寄生蟲就會進入人體，由腸內逆流而上至膽管，寄生在肝膽部位，會引發膽囊發炎或導致肝硬化。

第 2 章

# 日常粥食

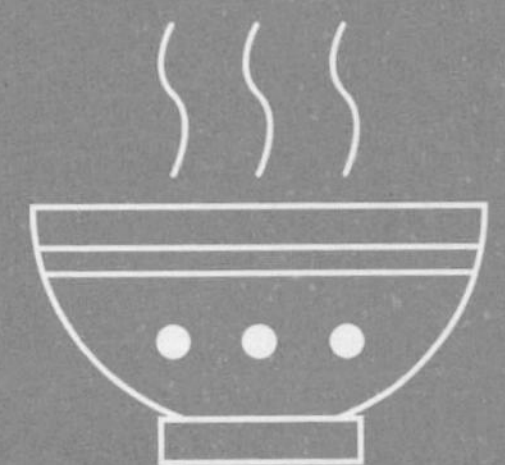

古人認為五穀為養，五果為助，五畜為益，五菜為充。意思是說飲食要做到粗細、葷素、糧菜的合理搭配才能保證人體健康、精力充沛。

# 吃對五穀雜糧

五穀雜糧主要包括：稻米、小米、黑米、薏米、玉米、黃米、高粱米、大麥、小麥、燕麥、蕎麥、黑豆、黃豆、赤小豆、綠豆、蠶豆等。其中，稻米是最常見的煮粥原料。

五穀雜糧對人體健康較有益處，但在日常生活中應注意幾個要點。最好煮熟後食用。尤其是有些豆類不可生食，如黃豆。對豆類過敏者慎食豆粥。有人對某些豆類有過敏反應，食用豆粥後會出現噁心、昏迷、休克等症狀，因此豆粥不能隨意食用。

根據現代營養學的觀點，五穀雜糧中所含的營養豐富而全面，含有蛋白質、碳水化合物、脂肪、維生素A、維生素$B_1$、維生素$B_2$、維生素C、維生素E、鈣、鉀、鐵、鋅以及膳食纖維等營養成分。常吃五穀雜糧對貧血、水腫、感冒、壞血病等疾病有一定的預防作用，此外，還能提高人體免疫力。由於五穀雜糧中含有豐富的澱粉，因此能保護胃黏膜，有很好的養胃作用。

# 五穀雜糧粥

糙米富含碳水化合物、B 群維生素及維生素 E，能提高人體免疫功能；小米性微寒，可除濕、健胃、和脾、安眠；燕麥富含澱粉、蛋白質，具有補益脾胃、滑腸催產、止虛汗和止血的功效。

黑糯米味甘，性溫，能溫脾暖胃，補益中氣；蕎麥含有纖維素，能下氣利腸、清熱解毒。以上五者與枸杞子搭配製成的粥膳具有很好的補益作用。

**材料** 糙米、小米、燕麥、黑糯米、蕎麥各 3 大匙，枸杞子適量

**調料** 鹽適量

**做法**

1. 將糙米、小米、燕麥、黑糯米、蕎麥分別洗淨，糙米、小米、燕麥浸泡 30 分鐘，黑糯米浸泡 2 小時，蕎麥浸泡 4 小時。
2. 將做法 1 中處理好的材料放入鍋中，加適量水，用大火煮開後，改小火煮至鬆軟，加入枸杞子。
3. 食用時依個人口味加鹽調味。

**貼心提醒**：糯米黏性強、性溫，多吃易生痰，所以有發熱、咳嗽、痰黃稠現象的人，或者有黃疸、泌尿系統感染以及胸悶、腹脹等症狀的人不宜多食。

NOTE

# 臘八粥

高粱米性溫，有和胃、健脾、涼血、解毒、止瀉之功效；大黃米味甘，有黏性，性平，有和胃、健脾、烏髮之功效；四季豆則能溫中下氣、利腸胃、益腎補元；赤小豆具有律津液、利小便、消脹、除腫、止吐的功效，宜與其他穀類食品混合食用。

這道臘八粥既含有穀類的澱粉、纖維素等營養成分，又含有果類的維生素，是一道很好的冬季養生粥膳。

**材料** 高粱米、大黃米、四季豆、赤小豆、紅棗、花生、栗子仁、葡萄乾各適量

**調料** 蜂蜜少許

**做法**

1. 用清水將高粱米、大黃米、四季豆、赤小豆、紅棗、花生、栗子仁、葡萄乾洗淨。
2. 鍋內加入清水，將所有材料放入鍋中，小火熬煮 3 ～ 5 小時。
3. 食用時可放少許蜂蜜調味，味道潤滑甜美。

**貼心提醒**：赤小豆、四季豆、高粱米不易煮熟，可先將三者入鍋蒸煮，再加入大黃米中合煮，這樣更易熟爛。

# 四色芝香豆粥

赤小豆富含膳食纖維，能潤腸通便，對心臟病、腎病、水腫均有一定的作用；綠豆具有清熱解毒的功效，尤其適合有冠心病、中暑、暑熱煩渴、瘡毒癤腫、食物中毒等症狀的人食用；芝麻能開胃健脾，利小便，有很好的益肝、補腎功用。將赤小豆、綠豆與麥片、黑芝麻一起製成的粥膳具有很好的清熱生津、利尿解暑作用。此粥可用於熱病傷津或暑熱煩渴。夏日常服此粥，有清熱止渴、益胃養陽之功效。建議空腹溫服此粥。

材料　綠豆、赤小豆、麥片、黑芝麻各適量

調料　白糖或冰糖適量

做法
1. 將綠豆、赤小豆、麥片、黑芝麻與適量水一同放入鍋中，煮至黏稠。
2. 將熟時，放入白糖或冰糖調味。

**貼心提醒**：此粥一般不宜冬季食用。另外，由於赤小豆利尿，因此尿頻的人不宜食用此粥。

# 薏米茯苓雙豆粥

薏米是藥食皆佳的糧種之一。它能促進人體的新陳代謝，減少胃腸負擔，增強腎功能。常食薏米還可以保持肌膚光澤細膩，消除粉刺、色斑，改善膚色。這道薏米茯苓雙豆粥是老年人的日常滋補佳品，同時也是愛美人士的理想選擇。

材料　赤小豆、綠豆、薏米、茯苓各適量

做法
1. 赤小豆、綠豆加適量水放入鍋中煮 10 分鐘至半熟，關火，撈起赤小豆和綠豆，倒掉湯汁。
2. 另取一鍋，放入薏米、茯苓及半熟的赤小豆、綠豆及適量水煮約 10 分鐘至熟，盛入碗中即可。

# 八寶粥

這道粥富含碳水化合物、蛋白質、脂肪、纖維素、維生素、氨基酸及礦物質，對人體有不錯的補益作用。經常食用能保持身體健康，提高免疫功能。

**材料** **A**：大米半碗，薏米、蓮子、芡實、桂圓、豌豆、白扁豆各 2 大匙

**B**：山藥、百合、紅棗各 2 大匙

**調料** 白糖適量

**做法**

1. 所有材料洗淨，材料 **A** 用清水浸泡 2 小時。
2. 材料 **A** 放入鍋中，加入清水，以大火煮沸。
3. 加入材料 **B**，改小火慢熬 30 分鐘，出鍋時加白糖調味即可。

# 三色豆米粥

這道粥膳中包含了五穀雜糧的多種營養成分，含有蛋白質、脂肪、膳食纖維、大豆異黃酮、人體所需的多種氨基酸、維生素及鐵、鈣、磷等礦物質，不僅能為身體提供養分，還具有清熱解暑、散血消腫之功效，可緩解中暑、夏季頭痛等不適之症。

**材料** 赤小豆、黑豆、綠豆各等量，糯米少許

**做法**

1. 赤小豆、綠豆、黑豆、糯米分別洗淨加水浸泡至少 2 個小時。
2. 鍋內先放入赤小豆、黑豆和適量水，用小火慢慢煮熟。
3. 另起鍋，放入綠豆、糯米及適量水，用小火煮至粥稠豆軟。
4. 煮熟的赤小豆及黑豆倒入綠豆糯米粥中同煮 20 分鐘即可。

# 蔬菜粥

可製作養生粥膳的蔬菜包括：大白菜、小白菜、圓白菜、油菜、胡蘿蔔、蘿蔔、竹筍、紅薯、海帶、紫菜、香菇、草菇、金針菇、木耳、銀耳等。蔬菜味道鮮美也有各自不同的性味，不同體質的人應選擇不同的蔬菜粥膳，以免適得其反。雖然蔬菜養生的效果並非立竿見影，但其日常的調理功效卻不容忽視。

蔬菜中富含多種維生素和礦物質，蛋白質、脂肪及碳水化合物的含量則不高。不同類的蔬菜其功效也有所不同。

**十字花科植物**：可誘導多種酶的活性。性多偏涼，清熱解毒作用明顯。

**根莖類蔬菜**：含纖維多，中醫稱有利膈寬腸、降逆理氣的功效。

**海藻類植物**：能提高免疫功能，還能維持甲狀腺的正常功能。

**食用菌類**：能促進細胞免疫和干擾素的生成。有補氣、化痰作用。

患病或身體不適時，食用蔬菜粥膳要謹慎。腸胃炎患者不宜吃辛辣刺激的蔬菜，如生薑、辣椒等；痛風患者不能吃竹筍、香菇、黃花菜、玉米等；糖尿病患者不能吃玉米、紅薯、蓮藕、豆類等；消化性潰瘍患者不能吃芹菜、竹筍、空心菜、洋蔥等；腎功能不良及尿毒癥患者不能吃莧菜、油菜。

忌將相克之物搭配在一起。如：白蘿蔔不可與柿子同食，以免誘發甲狀腺腫病；韭菜不可與菠菜同食，以免引起腹瀉；南瓜不可與羊肉同食，以免誘發黃疸現象；芥菜不可與鯽魚同食，以免導致水腫；芹菜不可與醋同食，以免損傷牙齒；紅薯不宜與柿子同食，以免導致腹脹、胃脹等現象。

# 蕨菜栗子粥

蕨菜含有大量的水分、少量的蛋白質和脂肪以及胡蘿蔔素、纖維素、鈣、鐵等。中醫認為，蕨菜具有清熱、利濕、利尿、滑腸、益氣、養陰的功效，可緩解高熱神昏、筋骨疼痛、腸風熱毒、小便不利、濕熱帶下、便秘等。用蕨菜製成的養生粥膳可清熱解毒、安神利尿。

**材料** 蕨菜 100 克，剝殼熟栗子 50 克，大米半杯

**做法**
1. 蕨菜洗淨，放沸水中汆燙至半熟，再撈出浸在冷水中，取出切碎，備用。
2. 大米淘洗乾淨，加適量水煮開後轉成小火熬至軟爛。
3. 放入蕨菜、熟栗子再煮 3 分鐘左右即可。

# 油菜粳米粥

油菜的營養成分及食療價值是蔬菜中的佼佼者，它富含脂肪酸和多種維生素，還含有蛋白質、粗纖維、鈣、磷、鐵、胡蘿蔔素、煙酸、抗壞血酸等成分。油菜與粳米搭配煮粥，能調中下氣，還能緩解脾胃不和、食滯不下及胃氣上逆的噯氣、呃逆等。此粥可經常食用。

**材料** 鮮油菜 100 克，粳米半杯

**做法**
1. 粳米洗淨，放入鍋中加適量水熬煮成粥。
2. 油菜擇洗乾淨，加入鍋中，用小火再熬煮片刻即可。

**貼心提醒**：食用油菜時，注意不要把新鮮的油菜切好後久放，洗淨切好後應立即烹調，這樣可保持鮮脆，又可使營養成分不被破壞。

## 蔬菜麵包粥

圓白菜是淡綠色蔬菜中營養價值最高的蔬菜，含有維生素C、葉酸、植物殺菌素等成分；胡蘿蔔含有豐富的胡蘿蔔素。中醫認為，常食圓白菜能益心腎、健脾胃。現代醫學認為，圓白菜具有抑菌消炎、抗氧化、增強人體免疫力的作用，還能抑制癌症、胃及十二指腸潰瘍等；胡蘿蔔對夜盲症、乾眼症和小兒軟骨病等有較好的輔助治療作用。

**材料** 胡蘿蔔末、圓白菜末、豆腐各適量，吐司麵包 2 片

**調料** 高湯、鹽各適量

**做法**
1. 將吐司麵包的硬邊切掉、切碎。
2. 鍋中倒入高湯，煮沸，將胡蘿蔔末及圓白菜末放入高湯中煮軟。
3. 豆腐磨碎，下鍋，放少許鹽調味。
4. 將碎麵包下入鍋中，加蓋，略燜一下即可。

## 冬瓜蓮子粥

冬瓜又叫白瓜、枕瓜，是一種含水量極多的蔬菜。它含有多種礦物質和維生素，不含脂肪，含熱量也極低。中醫認為，冬瓜能利尿消腫，對心臟病及腎臟病所引起的水腫具有輔助食療作用。冬瓜與蓮子、紅棗、枸杞子配製而成的粥膳，具有養心安神作用，還能養胃生津、清降胃火。因此，經常失眠及胃火旺盛者不妨經常食用此粥。

**材料** 粳米半杯，冬瓜 100 克，蓮子、紅棗、枸杞子各適量

**調料** 冰糖少許

**做法**
1. 粳米洗淨，浸泡 30 分鐘；蓮子用水浸泡至軟；紅棗洗淨，去核；冬瓜表皮洗淨，切成小塊。
2. 粳米、冬瓜塊、蓮子一同入鍋，加適量水，大火燒開，加入紅棗和枸杞子，轉小火慢熬，煮為稀粥，用冰糖調味即可。

# 水果粥

水果的營養成分是人體賴以生存的基礎，不同水果的營養成分可進入人體不同的臟腑、經脈，從而滋養人的臟腑、經脈、氣血乃至四肢、骨骼、皮毛等。水果中含有多種維生素，尤其是維生素C的含量更為豐富，能增強人體抵抗力，促進受到外傷的皮膚癒合，維持各器官的正常功能，增加血管壁的彈性和抵抗力，預防感冒及壞血病等。水果的營養成分還能形成維持機體生命的基本物質。

可用於製作養生粥膳的水果包括：蘋果、梨、海棠、山楂、木瓜、桃、李子、杏、紅棗、梅子、櫻桃、葡萄、獼猴桃、草莓、柑橘、柳丁、柚子、檸檬、香蕉、鳳梨、荔枝、枇杷、楊梅等。

盡量食用當季的新鮮水果，健康養生應遵循自然的規律，食用當季水果更有益於身體健康。還應注意水果一定要選新鮮的，不能用腐敗的水果製作粥膳，因為這樣的水果中有大量的細菌，食用後容易引發疾病。

不同體質的人應選擇適合自己體質的水果粥。糖尿病、腎炎患者不宜吃含糖量高的水果粥膳，以免血糖過高，加重病情。水果不宜過量食用，以免導致人體缺銅，使血液中膽固醇增高，引起相關疾病。

# 荔枝蘋果粳米粥

蘋果古稱滔婆，是老幼皆宜的水果之一，其營養價值和醫療價值都很高。蘋果甘涼，具有生津止渴、潤肺除煩、健脾益胃、養心益氣、潤腸止瀉、解暑、醒酒之功。荔枝是果中佳品，為無患子科植物荔枝的果實，又名離支。荔枝味甘、酸，性溫，具有補肝養血、健脾理氣之功效，可用於緩解肝血虧虛、眩暈失眠、崩漏、脾氣虛弱、大便泄瀉、胃脘寒痛、呃逆、產後水腫等症。荔枝、蘋果製成的粥膳是養心、益氣、止瀉之佳品。

**材料** 荔枝 15 枚，蘋果 1 個，粳米 3 大匙

**調料** 糖適量

**做法**
1. 荔枝去殼取肉；蘋果洗淨，削皮，切丁，備用。
2. 粳米洗淨，加適量水煮至軟爛，放入荔枝肉和蘋果丁，小火煮約半小時左右。
3. 依個人口味加適量糖調味即可。

**貼心提醒：**水果一定要後放，這樣才不會破壞水果中的營養成分。

# 紅棗羊骨粥

紅棗，又叫大棗，為鼠李科植物棗的果實。紅棗富含蛋白質、脂肪、糖類、抗壞血酸、鈣、鐵、維生素等多種人體所需的營養成分。中醫認為，紅棗具有益心潤肺、合脾健胃、益氣生津、養血安神、緩解藥毒、補血養顏之功效。將紅棗與羊骨、大米製成粥膳，其營養價值與藥用功效更為顯著，對脾胃虛弱、體倦乏力、食少便溏、血虛萎黃、消瘦、精神不安等症均有輔助食療作用。

常食此粥可滋腎、養血、止血，還可緩解並改善腎虛血虧等症狀。此粥現多用於改善貧血、血小板減少及過敏性紫癜等症。建議每日分 2 次服用此粥。

**材料** 紅棗 15 個，羊骨 500 克，大米 1 杯

**做法**
1. 將羊骨（以腿骨為佳）斬成 2 段，洗淨，放入鍋中，加水用小火煮 1 小時。
2. 撈出羊骨，將骨髓剔於羊骨湯中，加入大米煮至八成熟，再放入紅棗熬煮成粥。

# 雪梨糯米粥

雪梨味甘、微酸，性寒涼，入肺、胃經，常食雪梨能滋陰潤燥、清熱化痰、解酒毒。山楂糕由山楂製成，具有山楂的營養價值與食療功效。山楂含有大量維生素 C、胡蘿蔔素和鈣等，還含有山楂酸、黃酮類物質、解脂酶等成分。

山楂能健胃消食，活血化淤，止痢降壓。現代醫學認為，山楂還具有抗癌作用。以上二者與糯米、黃瓜、枸杞子共煮粥不但能增進食欲，還對乾咳、口渴、便秘、煩渴、咳喘、痰黃、食積等病症有不錯的食療作用。

**材料** 糯米半杯，雪梨 1 個，黃瓜 1 根，山楂糕 1 塊，枸杞子少許

**調料** 冰糖 1 大匙

**做法**
1. 糯米洗淨，用清水浸泡 6 小時；雪梨去皮、核，洗淨，切塊；黃瓜洗淨，切條；山楂糕切條，備用。
2. 糯米放入鍋中，加水，大火煮開，轉小火煮約 40 分鐘，注意攪拌，不要糊底，煮成稀粥。
3. 將雪梨塊、黃瓜條、山楂糕條加入粥鍋中，拌勻，用中火煮沸，再加冰糖、枸杞子調味即可。

# 草莓麥片粥

草莓又叫紅莓、地莓，常被人們譽為果中皇后。草莓營養豐富，含有膳食纖維、果膠、果糖、蛋白質、檸檬酸、蘋果酸、氨基酸以及鈣、磷、鐵、鉀、鋅等礦物質。

用草莓與麥片製成的粥膳具有預防便秘、痔瘡、下肢靜脈曲張、高血壓和高血脂的功效，特別適合於老人、兒童和體弱者食用。

**材料** 麥片 3 大匙，草莓 2 顆，大米半杯

**調料** 蜂蜜少許

**做法**
1. 將水倒入鍋內燒開，放入大米煮成粥，再放入麥片煮 5 分鐘備用。
2. 草莓洗淨，備用。
3. 用湯匙將草莓研碎，再加入少許蜂蜜混合均勻成草莓醬。
4. 將草莓醬下入麥片粥內，邊煮邊攪拌，稍煮片刻即可。

# 肉粥

古人云：五畜為益。可見畜禽類的肉也是人們用於養生的食物。用畜禽肉製作粥膳，利用率和營養價值都很高，不妨常食。但需注意的是，由於肉類的膽固醇含量較高，吃太多的肉會給身體帶來危害，容易引發高血壓、高血脂、心臟病、糖尿病等，因此畜禽類粥膳食用要適度。用畜禽肉製作粥膳要注意原料搭配，不能選擇食性相反的食物。

可製作粥膳的畜禽肉包括：豬肉、豬蹄、豬腰、牛肉、羊肉、兔肉、雞肉、鴨肉、鵝肉、雞蛋、鵪鶉蛋等。畜禽肉含有豐富的能量、優良的蛋白質、大量的B群維生素、微量元素及脂類物質等。用畜禽肉製作粥膳，不僅能夠飽腹，如能搭配得當，還能起到增強體質、緩解病症的作用。

如：豬肉粥能補虛，增力氣；豬腰粥能改善腎虛腰痛、遺精、盜汗；牛肉粥能補脾胃，益氣血，強筋骨，止消渴；羊肉粥能補氣養血，溫中暖腎；烏雞粥能養陰退熱，補益肝腎；鴨肉粥能養胃滋陰，清虛熱，利水消腫；雞蛋粥能促進肝細胞的再生，提高人體血漿蛋白量，增強人體的代謝功能和免疫功能。

畜禽類粥膳不能盲目食用，應根據自己的體質情況選擇合適的種類。忌用畜禽類的有毒器官製作粥膳。如：豬、牛、羊等動物體上腺、腎上腺、病變淋巴腺是三種生理性有害器官，人若誤食則可能出現頭昏頭痛、興奮狂躁、脈快心悸、抽搐乏力、食欲低下、噁心嘔吐、發熱多汗等中毒症狀。

# 牛肚薏米粥

牛肚，俗稱百葉，含有蛋白質、脂肪、鈣、磷、鐵、維生 $B_1$、維生 $B_2$、煙酸等營養成分。牛肚味甘，性溫，具有補虛、益脾胃的功效；薏米性微寒，有健脾、去濕、利尿的功效。用牛肚與薏米搭配製成的粥膳能健脾利水，適用於脾虛有濕、脘腹脹滿、食少納呆或水腫尿少等症，病後體虛、氣血不足、營養不良、脾胃薄弱之人也可經常食用此粥。另外，中醫有「以臟補臟」之說，因此，凡胃氣不足之人，宜常食此粥，以養胃氣。

**材料** 牛肚 1 個，薏米半杯

**做法**
1. 薏米洗淨，備用。
2. 牛肚剖洗乾淨，切細，與薏米一同放入鍋中，加適量水，大火燒沸轉小火熬煮成粥即可。

# 豬肚白朮粥

豬肚又叫豬胃，含有蛋白質、脂肪、維生素 A、維生素 E、煙酸、鉀、鋅、硒等營養成分，能為人體提供多種營養物質。中醫認為，豬肚能補虛損、健脾胃，對虛勞消瘦、脾虛腹瀉、尿頻或遺尿及小兒疳積等症有不錯的輔助食療作用。白朮能增強人體的免疫功能，還具有抗菌、升高白細胞的作用。

白朮味甘，性溫，入脾、胃經，具有益脾除濕、固表、止瀉、利水之功效。豬肚與白朮共煮粥，二者的功效更為卓越。這道豬肚白朮粥具有補虛勞、健脾胃、除濕、利水、止瀉的作用，凡有脾虛濕盛所導致的症狀者均可常食此粥。

**材料** 粳米 1 杯，豬肚 1 個，白朮 50 克，檳榔 1 顆，蔥段適量，生薑 1 塊

**調料** 茴香、胡椒粉、鹽各 1 小匙

**做法**
1. 粳米淘洗乾淨，除去雜質；豬肚反覆用清水洗淨，用刀刮淨裡面的油脂；將白朮、檳榔和生薑研為粗末，放入豬肚內，縫口。
2. 豬肚加水煮熟。
3. 將粳米和豬肚湯汁一起放入鍋中，加茴香、胡椒粉、鹽、蔥段，大火燒沸轉小火熬煮成粥即可。

# 滑蛋牛肉粥

牛肉是優良的高蛋白食品，營養成分易被人體吸收。牛肉含有大量的蛋白質、少量的脂肪，還含有鈣、鐵、磷、維生素 $B_1$、維生素 $B_2$、煙酸等營養成分。中醫認為，牛肉具有補中益氣、滋養脾胃、強健筋骨、化痰息風、止渴止涎的功效，適用於中氣下陷、氣短體虛、筋骨酸軟、貧血久病及面黃目眩之人食用。

**材料** 大米半杯，嫩牛肉 75 克，雞蛋 1 個

**調料** **A**：醪糟、醬油各半大匙，澱粉 1 大匙

**B**：鹽 1 小匙，胡椒粉少許

**C**：高湯 5 碗

**做法**
1. 大米洗淨，若米硬可浸泡半小時；牛肉切薄片，放入碗中加 **A** 料醃 10 分鐘；雞蛋打散，備用。
2. 大米放入鍋中加入高湯，大火煮沸後改成小火熬成白粥。
3. 白粥煮沸後，放入醃好的牛肉片煮燙至六成熟，再加入打散的蛋汁及調料 **B** 調勻，稍煮片刻即可盛出。

**貼心提醒**：患瘡疥、濕疹及皮膚瘙癢者慎食此粥。

# 肉絲香菇粥

里脊肉是豬肉中的上品，能為人體提供優質蛋白質、必需脂肪酸、血紅素鐵及促進鐵吸收的半胱氨酸，能有效改善缺鐵性貧血。豬肉能補腎液、充胃汁、滋肝陰、利二便、止消渴。

**材料** 里脊肉 50 克，香菇 30 克，粳米半杯，蔥花適量

**調料** 鹽適量

**做法**
1. 里脊肉洗淨，切成細絲；香菇洗淨，切成薄片，備用。
2. 粳米洗淨後放入鍋中，加入適量水，煮至軟爛。
3. 將切好的里脊肉絲和香菇片加入粥鍋中，待肉絲變色後加少許鹽、蔥花調味即可。

# 排骨絲瓜香粥

排骨含有蛋白質、脂肪、維生素、鐵、鈣等營養素，常食排骨能及時補充人體必需的骨膠原，以增強骨髓造血功能，延緩衰老。花生可促進人體的新陳代謝，增強記憶力，並有益於神經系統，可益智、抗衰老、延壽。絲瓜對皮膚有很好的作用。三者搭配在一起煮粥，其營養與功效都更為顯著。這道粥膳具有很好的抗衰老功效。

**材料** 大米半杯，排骨 150 克，絲瓜 100 克，花生 3 大匙，薑 8 片

**調料** A：鹽半小匙

B：鹽 1 小匙，胡椒粉少許

**做法**

1. 大米洗淨，瀝乾，拌入調料 A 及 1 大匙油醃 20 分鐘；排骨洗淨，斬小塊，放入沸水內汆燙，取出沖淨；絲瓜刨去硬邊，切塊，備用。
2. 鍋內加水，放入花生、排骨及 4 片薑煮滾，改用中火煲 30 分鐘，然後加大米，再煲 45 分鐘成粥。
3. 油鍋燒熱，爆香 4 片薑，放入絲瓜炒香。然後把絲瓜放入粥內，續煲至絲瓜熟。拌入調料 B 調勻即可。

# 豬肺雙米粥

豬肺味甘、性平，為補肺虛、止咳嗽，適合肺虛久咳、肺結核及肺痿咯血者食用，薏米含有維生素 $B_1$、多種氨基酸等營養，能促進新陳代謝，減少胃腸負擔，還能用於癌症的輔助食療。豬肺與薏米煮粥，能補脾肺，同時也適用於慢性支氣管炎等疾病。

**材料** 豬肺 500 克，大米半杯，薏米 3 大匙，蔥花、薑末各適量

**調料** 料酒適量，鹽少許

**做法**

1. 豬肺洗淨，放入鍋中，加適量水、料酒，煮至七成熟時撈出，切成肺丁。
2. 大米、薏米淘洗乾淨，與肺丁、適量水一起入鍋中，並放入蔥花、薑末、鹽、料酒，先置大火上煮滾，再用小火熬煮，米熟爛即可。

# 水產粥

可製作粥膳的水產品主要有:鯉魚、鯽魚、帶魚、沙丁魚、蝦、螃蟹、海參、牡蠣等。水產是一種鮮美、營養、健康的食物,逐漸被人們納入了養生的行列。水產品營養均衡且營養素含量合理,對維持人體健康有益。用水產品製作粥膳,更能滿足人們保健養生的需求。

營養不僅豐富,而且均衡,水產品中含有豐富的且易被人體消化吸收的蛋白質與少量脂肪,膽固醇的含量較低。在眾多的水產品中,魚類所含蛋白質的利用率高達 90%,而脂肪含量卻不足 5%,因此可常食魚肉粥。

不同的水產,其功效也有所不同。如:鯉魚粥能健脾利濕,除濕熱;草魚粥能暖胃;鰱魚粥具有溫中益氣的功效,對久病體虛、食欲不振、頭暈、乏力等有輔助食療作用;鯽魚能健脾利濕,可改善脾胃虛弱、痢疾、便血、水腫、淋病、癰腫、潰瘍等;沙丁魚粥能補五臟,消腫去淤,預防心肌梗塞,增強記憶力;海參粥能美顏烏髮,養血潤膚,補氣益血,養腎固精;蝦粥具有壯陽、益腎強精的功效,還能通乳汁;螃蟹粥具有清熱、散血等功效。

## 蟹肉蓮藕粥

螃蟹具有清熱解毒、補骨添髓、活血化淤、通經絡、利濕等功效，對跌打損傷、損筋折骨、血淤腫痛、產後血淤腹痛、難產、濕熱黃疸等症有不錯的食療作用。

材料　大米半杯，螃蟹 2 只，蓮藕 100 克，雞蛋 2 個，蔥花、薑片各適量

調料　鹽適量

做法
1. 大米洗淨後加水浸泡 2 小時；蓮藕去皮、切絲，浸泡在水中；將雞蛋的蛋清、蛋黃分開，放在碗內。
2. 螃蟹處理乾淨，並將蟹殼和蟹腳敲斷，然後將蟹黃與蛋黃攪拌均勻。
3. 鍋內倒油加熱，放入蟹殼、蟹腳、蔥花、薑片炒香，倒入水沒過螃蟹，用中火煮 40 分鐘，然後將湯倒入另一口鍋內。
4. 在煮好的湯內放入大米、蓮藕和泡蓮藕的水，煮沸，改小火煮 90 分鐘後，放入蟹殼、蟹腳，加鹽調味；在粥裡放入蛋清、蛋黃及蟹黃攪拌均勻，小火煮片刻即可盛入碗內，蟹殼放粥上面。

## 青花菜魚片粥

肉類有白肉與紅肉之分，其中白肉是更符合人體健康標準的肉類，魚肉正是屬於白肉。大多數魚肉都含有蛋白質、人體必需的脂肪酸、卵磷脂、氨基酸等營養成分，對人體健康十分有益。

材料　魚肉適量，大米半杯，青花菜 1 ～ 2 朵，蒜片適量，嫩薑 3 片

調料　鹽少許

做法
1. 大米淘洗乾淨，加水浸泡 20 分鐘；魚肉兩面均抹上鹽醃漬備用；青花菜洗淨。
2. 大米放入鍋中，加適量水煮成稠粥，加入綠花椰菜煮熟即熄火，裝碗。
3. 起鍋熱油，爆香蒜、薑，再放入魚片煎至金黃色，置於粥上。

## 鯽魚白朮粳米粥

鯽魚又叫鮒魚，營養豐富而全面，含有蛋白質、脂肪、碳水化合物、鈣、磷、鐵等營養成分。經常食用可補充營養，增強抗病能力。鯽魚具有健脾開胃、利水消腫的功效，對脾胃虛弱、少食乏力、嘔吐或腹瀉、脾虛水腫、小便不利、氣血虛弱及產後乳汁不足等症均有很好的食療作用。鯽魚與白朮共煮粥，可益氣健脾、和胃降逆，且適用於脾胃虛弱、妊娠、嘔惡、倦怠乏力等症。建議此粥每日食用 1 次，可連服 3 ～ 5 天。

材料　鯽魚 400 克，粳米半杯，白朮 10 克

做法
1. 白朮洗淨，煎汁 100 毫升；粳米淘洗乾淨。
2. 鯽魚去鱗、鰓及內臟，與粳米加水同煮為粥。
3. 將熬好的白朮藥汁加入粥中，攪拌均勻，調味即可。

**貼心提醒**：陰虛內熱或津液虧耗者慎食此粥。

## 滑嫩鮮蝦粥

蝦的營養豐富，其中含鈣量居眾食品之首，還含有碳水化合物、礦物質及多種維生素等成分，尤其適合缺鈣及腎陽虛者食用。中醫認為，蝦具有壯陽、益腎，通乳汁的功效，對腎虛陽痿、氣血虛弱、乳汁不下或乳汁減少、體虛麻疹、水痘出而不暢等症均有輔助食療作用。

常吃用蝦肉製作的粥膳，不僅能補充機體易缺乏的營養，還能提高食欲，增強體質。另外，這道滑嫩鮮蝦粥富含鈣質，常吃對預防骨質疏鬆有一定幫助，對老年人較有益處。

材料　大米半杯，鮮蝦仁 1 大匙，芹菜末少許

調料　高湯適量，鹽少許

做法
1. 大米淘洗乾淨，加入高湯，用小火慢熬成粥狀。
2. 將蝦仁剔除蝦線，蒸熟，切成小粒，放入粥內，加入少許鹽，熬約 5 分鐘。
3. 最後在粥中加入芹菜末拌勻即可。

## 鮮美魚蝦粥

蝦與魚均為鮮美的水產類食物，大多數海鮮水產類食物都具有清熱、利水的功效，且富含蛋白質，因此體質濕熱者不妨常食。魚肉尤其容易被人體吸收利用，經常食用可促進人體細胞增殖，十分適合生長發育中的兒童食用。

**材料** 鮮蝦半碗，鮮魚片 150 克，大米 2 杯，蔥 2 根，嫩薑 1 片

**調料** 鹽 2 小匙，胡椒粉少許

**做法**
1. 大米淘洗乾淨，加水以大火煮沸，煮沸後轉小火煮至米粒熟軟。
2. 蝦剪去鬚腳、頭刺，挑去腸泥，洗淨，瀝乾；蔥洗淨，切段；薑洗淨，切絲。
3. 薑絲先下入粥中，轉中火，再放蝦、魚片煮熟，加鹽調味，撒上蔥段再煮沸一次即成。可撒少許胡椒粉提味。

## 銀魚粥

銀魚又稱麵條魚，屬珍貴魚類。銀魚味道鮮美、肉質軟嫩、營養豐富，經常食用能提高人體的消化吸收功能。銀魚味甘，性平，歸脾、胃經，具有寬中健胃、潤肺止咳之功效。這道銀魚粥非常適合脾胃虛弱、食欲不振及慢性腹瀉者食用，肺陰不足導致的乾咳少痰、形體消瘦者也可常食。

**材料** 大米半杯，銀魚 4 大匙，蔥花、枸杞子各少許

**調料** 鹽適量

**做法**
1. 大米洗淨，加水浸泡 1 個小時；銀魚沖洗後瀝乾水分，備用。
2. 鍋中放入大米、水和銀魚，用大火煮開後，改小火煮至米粒稠爛，再加鹽調味。
3. 起鍋前撒上蔥花和枸杞子拌一下即可。

第 3 章

# 不同體質的粥養

不同的體質應選擇不同的養生方法，採用粥膳養生時也應如此，可根據個人的體質特徵選擇合適的粥膳。無論採用哪種養生方式，總體上都應遵循「熱者寒之，寒者熱之，虛則補之，實則瀉之」的原則。

# 體質的形成與適合的食材

所謂體質，是指人身體的形態與功能，就是人的機體素質，每個人都有自己的體質特性。一個人的體質反應了機體內陰陽運動形式的特殊性，這種特殊性由臟腑盛衰所決定，並以氣血為基礎。不同的體質應採用不同的養生方法，其原則為：熱者寒之，寒者熱之，虛則補之，實則瀉之。

體質可分寒、熱、虛、實四種，不過絕大部分人的體質類型是會隨其他因素的變化而改變的。在這四種體質中，虛性體質狀況最差，其又可細分為氣虛、血虛、陽虛、陰虛，且表現出來的症狀也各有不同。

體質特徵取決於臟腑經絡氣血的強弱盛衰，因此，凡能影響臟腑、經絡、氣血、津液功能活動的因素，均可影響體質。主要包括以下幾點。

### 先天因素

先天因素包括父母生殖之精的品質、父母血緣關係所賦予的遺傳性、父母生育的年齡以及在體內孕育過程中母親是否注意養胎和妊娠期疾病所給予的一切影響。先天稟賦是體質形成的基礎，是人體體質強弱的前提條件。

### 年齡因素

體質是一個隨著個體發育的不同階段而不斷演變的生命過程，某個階段的體質特點與另一個階段的體質特點是不同的。這是因為人體有生、長、壯、老、死的變化規律，在這一過程中，人體的臟腑、經絡及氣血、津液的生理功能都會發生相應的變化。

### 性別因素

男女在體質上存在著性別差異。男性多稟陽剛之氣，臟腑功能較強，體魄健壯魁梧；女性多稟陰柔之氣，臟腑功能相對偏弱，體形相較男性小巧。男子以腎為先天，以精、氣為本；女子以肝為先天，以血為本。男子多用氣，故氣常不足；女子多用血，故血常不足。

### 飲食因素

飲食結構和營養狀況對體質有明顯的影響。長期養成的飲食習慣和固定的膳食品種品質，不日久可因體內某些成分的增減等變化而影響體質。

### 環境因素

不同地區或地域具有不同的地理特徵。這些特徵影響和制約著不同地域生存的不同人群的質形態結構、生理機能和心理行為特徵的形成與發展。

### 疾病及其他因素

一般來說，疾病改變體質多是向不利方向變化，如大病、久病之後，常導致體質虛弱。某膳些慢性疾病遷延日久，患者的體質易表現出一定的特異性。

## 瞭解食物的屬性

知道自己是屬於何種體白蘿蔔質之後，還必須弄清楚粥膳中所搭配的食材屬性如何，瞭解食材是屬於寒涼、平性、還是溫熱，不僅對於養生保健有幫助，對日常飲食的宜忌，也有很好的提示作用。

## ・體質類型與常見食物屬性・

| 適用體質 | 食材屬性 | 五穀雜糧類 | 畜禽水產類 | 蔬菜類 | 水果類 | 其他類 |
|---|---|---|---|---|---|---|
| **熱性體質**<br>**實性體質** | 寒涼性食物 | 大麥<br>小麥<br>蕎麥<br>大米<br>小米<br>綠豆<br>薏米 | 鴨肉<br>蛤蜊<br>蜆子<br>田螺<br>螃蟹 | 海帶 紫菜<br>荸薺 油菜<br>菠菜 大白菜<br>金針菇 香菇<br>苦瓜 黃瓜<br>絲瓜 冬瓜<br>茭白 竹筍<br>番茄 茄子<br>白蘿蔔 蓮藕<br>菱角 萵苣 | 西瓜<br>香瓜<br>香蕉<br>柿子<br>葡萄柚<br>橘子<br>檸檬<br>椰子<br>梨 | 豆豉<br>豆腐<br>綠茶<br>紅茶 |
| **實性體質**<br>**熱性體質**<br>**虛性體質**<br>**寒性體質** | 平性食物 | 玉米<br>黃豆<br>黑豆<br>蠶豆<br>扁豆<br>煮花生 | 豬肉 牛肉<br>雞蛋 雞肉<br>鵝肉 鯉魚<br>鯽魚 烏魚<br>黃魚 鯧魚<br>帶魚 鰻魚<br>比目魚 泥鰍<br>魚翅 干貝<br>孔雀蛤 海蜇<br>鮑魚 鱉<br>海參 | 空心菜 莧菜<br>芥菜 茼蒿<br>圓白菜 紅薯馬<br>鈴薯 山藥<br>芋頭 胡蘿蔔<br>牛蒡 豇豆<br>毛豆 蓮子 | 柳丁<br>楊桃<br>枇杷<br>甘蔗<br>蘋果<br>李子<br>葡萄<br>鳳梨 | 木耳<br>燕窩<br>芝麻<br>菜子油<br>大豆油<br>蜂蜜<br>可可<br>牛奶<br>羊奶<br>豆漿 |
| **寒性體質** | 溫熱性食物 | 糯米<br>高粱<br>赤小豆<br>炒花生 | 羊肉<br>蝦<br>鱔魚<br>鰱魚<br>鱸魚 | 韭菜<br>香菜<br>蔥<br>薑<br>蒜<br>辣椒 | 桂圓<br>荔枝<br>榴蓮<br>山楂<br>石榴<br>桃<br>杏<br>櫻桃 | 醋<br>芥末<br>花椒<br>胡椒<br>酒<br>栗子<br>核桃<br>巧克力<br>花生油<br>香油 |

# 體質自測

你知道自己是屬於哪種體質嗎？瞭解自己的體質更益於保健養生。下面是各種體質的基本特徵，請在符合你的選項後打勾，最後統計選項，哪種體質特徵下的選項最多，便屬於此種體質類型。

## 寒性體質特徵

怕冷，怕風，手腳冰涼 ……（　）

喜喝熱飲，吃熱食 ……（　）

臉色蒼白，唇色淡 ……（　）

常不喝水，仍不覺口渴 ……（　）

常腹瀉，小便色淡且次數多 ……（　）

精神虛弱，易疲勞 ……（　）

女性的月經常遲來，多血塊 ……（　）

舌頭顏色呈淡紅色 ……（　）

## 熱性體質特徵

身體常發熱，怕熱 ……（　）

喜吃冰冷的食物或飲料 ……（　）

常心情急躁，脾氣不好 ……（　）

便秘的現象時有發生 ……（　）

尿少且色黃 ……（　）

喜歡喝水，卻常口乾舌燥 ............ (　)

舌苔偏紅而且有厚厚的舌苔 ............ (　)

常滿臉通紅，面紅耳赤 ............ (　)

## 實性體質特徵

身體強壯，肌肉發達 ............ (　)

聲宏嗓大，精神飽滿 ............ (　)

脾氣不好，易暴易怒 ............ (　)

小便色黃而少，有便秘現象 ............ (　)

有時口乾口臭 ............ (　)

呼吸氣粗，容易腹脹 ............ (　)

對疾病的抵抗力很強，常有悶熱的感覺 ............ (　)

煩躁不安，失眠 ............ (　)

## 虛性體質特徵

### 氣虛

無寒象 ............ (　)

頭暈目眩 ............ (　)

氣短懶言 ............ (　)

食欲不振 ............ (　)

易腹脹 ............ (　)

久病或患有重病 ............ (　)

### 血虛

無熱象 ............ (　)

面色蒼白、無血色 ............ (　)

女性經量少且色淡 ............ (　)

失眠，健忘 ………………………………………………………………………… (　)

手腳易發麻 ………………………………………………………………………… (　)

指甲及唇色淡白 …………………………………………………………………… (　)

脈搏細且無力 ……………………………………………………………………… (　)

**陽虛**

有寒象 ……………………………………………………………………………… (　)

四肢冰冷，怕冷 …………………………………………………………………… (　)

喜熱食熱飲 ………………………………………………………………………… (　)

性欲減退 …………………………………………………………………………… (　)

少氣懶言 …………………………………………………………………………… (　)

嗜睡無力 …………………………………………………………………………… (　)

易腹瀉且小便次數多 ……………………………………………………………… (　)

**陰虛**

有熱象 ……………………………………………………………………………… (　)

常口渴，喜喝冷飲 ………………………………………………………………… (　)

形體消瘦 …………………………………………………………………………… (　)

失眠 ………………………………………………………………………………… (　)

頭暈眼花 …………………………………………………………………………… (　)

常便秘 ……………………………………………………………………………… (　)

小便黃 ……………………………………………………………………………… (　)

手足心發熱冒汗 …………………………………………………………………… (　)

# 寒性體質適合吃的粥

寒性體質的人產熱量低，血液循環不好，易手腳冰冷，臉色比一般人蒼白，易出汗，大便稀，小便清白，膚色淡，口淡無味，喜歡喝熱飲，很少口渴。寒性體質的人不愛運動，在飲食上宜選擇偏溫熱的食物。

寒性體質屬冷性，較怕冷，偏向貧血症。若食用寒涼性食物，則冷症更加嚴重。由於四肢的冰冷感增加，促使末稍血液循環不良，所以即使在暑天，仍有手足麻痹的感覺。到了冬天，由於受到寒冷環境的影響，其手足疼痛加劇。

常見的寒性病症包括：風寒感冒、惡寒、流涕、頭痛、肢冷、畏寒、風濕性關節痛等。寒性體質或寒性病症者都不宜食用寒性食物，如：生冷瓜果、白蘿蔔、竹筍、萵苣、綠豆芽等蔬菜及清涼飲料。

適合寒性體質的食材包括：羊肉、牛肉、蝦、鱔魚、鰱魚、鱸魚、糯米、高粱、赤小豆、炒花生、韭菜、香菜、蔥、薑、蒜、辣椒、桂圓（乾鮮均可）、紅棗、荔枝、榴槤、山楂、石榴、桃、杏、櫻桃、蘋果、大米、麵粉、黃豆、牛奶、醋、芥末、花椒、胡椒、酒、栗子、核桃、飴糖、咖啡、巧克力、花生油、香油等。

食材的屬性與體質的屬性應相反，凡是寒性體質和病症都可食用熱性或平性食物。

## 赤小豆橙皮糯米粥

糯米為禾本科草本植物糯稻的種子。糯米味甘，性溫，入脾、胃、肺經，具有健脾胃、益肺氣之功效。赤小豆也屬於溫熱性食物，可利尿、除腫、止吐，適宜寒涼天氣或寒性體質者食用。紅棗味甘，性平，入脾、胃經，具有補脾益陰、補血安中、潤肺止咳、固腸止瀉的功效，是寒性體質者的滋補佳品。橙皮味苦、酸，性微涼，可止嘔惡、寬胸膈。此粥具有健脾胃、止吐的作用，是寒性體質者的補益佳品。

**材料** 赤小豆、糯米各半杯，橙皮、紅棗各適量

**調料** 紅糖適量

**做法**
1. 赤小豆、糯米、紅棗用清水分開浸泡 2 小時。
2. 赤小豆、糯米、紅棗加適量水放入鍋中，用大火煮開，然後轉小火煮至軟透。
3. 橙皮刮去內面白瓤，切絲，入粥鍋中，待橙香滲入粥汁後，加紅糖再煮約 5 分鐘即可。

## 胡蘿蔔羊肝粥

胡蘿蔔又稱紅蘿蔔、金筍等，營養十分豐富。胡蘿蔔味甘、辛，性平或微溫，無毒，有健胃化滯的功能，可用於治療消化不良、久痢、咳嗽等症，經常食用可預防因維生素 A 缺乏引起的疾病。薑是助陽之品，有活血、祛寒、除濕、發汗等功效，還具有利膽、健胃、止嘔、辟腥臭、消水腫的作用。蔥屬於溫性食物，能發汗解表，促進消化液分泌，健胃增食。胡蘿蔔、薑、蔥三者搭配製成的粥膳十分適合寒性體質者食用。

**材料** 大米 1 杯，胡蘿蔔 100 克，羊肝適量，薑適量，蔥半根

**調料** 料酒 1 小匙，鹽 2 小匙，胡椒粉少許

**做法**
1. 大米洗淨，浸 40 分鐘；羊肝切薄片，用料酒醃上；胡蘿蔔去皮，切成粒；生薑切絲；蔥切花。
2. 鍋內注入適量清水，用中火燒開，下入泡好的大米，改用小火煲約 35 分鐘。
3. 再加入羊肝、胡蘿蔔，調入鹽、胡椒粉，煲 10 分鐘，再撒入薑絲、蔥花即可食用。

## 金沙玉米粥

玉米味甘，性平，歸胃、膀胱經，有健脾益胃、利水滲濕的作用。從食療角度分析，玉米具有多種功能，如開胃、利膽、通便、利尿、軟化血管、延緩細胞衰老等。糖桂花味辛香，性溫，入心、脾、肝、胃經，可行氣化痰、止血散淤，對痰飲喘咳、腸風血痢等症有輔助食療作用。糯米屬溫性食物，枸杞子性平，二者皆適宜寒性體質者食用。此粥所用材料皆屬於溫熱或平性食物，是適宜寒性體質者的養生粥品。

**材料** 玉米粒 100 克，糯米半杯，糖桂花、枸杞子各少許

**調料** 紅砂糖半杯

**做法**
1. 玉米粒、糯米分別用清水浸泡 2 小時。
2. 玉米粒、糯米、枸杞子加適量水以大火煮開，然後轉小火煮至軟透。
3. 加入糖桂花，待花香滲入粥汁中後，加入紅砂糖再煮約 5 分鐘即可。

## 生薑花椒粥

花椒、生薑都屬於溫熱性食物，皆適合寒性體質者食用。花椒富含維生素 C、辣椒素等營養成分，具有健胃、助消化的功效，還能促進血液循環，調整和促進人體排水機能。

生薑含有礦物質、維生素、薑辣素等物質，具有健胃、發汗、去濕、殺毒等功效。故二者製成的粥膳無疑是寒性體質者健脾胃、助消化的養生良品，可暖胃散寒、溫中止痛。脾胃虛寒、心腹冷痛、胃寒呃逆或嘔吐，以及遭受寒濕引起腸鳴腹瀉者可常食此粥。

**材料** 麵粉半碗，生薑 3 片，花椒 1 小匙

**做法**
1. 將花椒研為極細粉末。
2. 每次取適量與麵粉和勻，調入水中煮粥。
3. 成粥後，加生薑稍煮即可。

**貼心提醒**：患有支氣管哮喘、痔瘡、眼病、發燒及癌症（濕熱型）病人應忌食此粥。

# 熱性體質適合吃的粥

熱性體質的人，產熱量增加，身體有熱感，臉色紅赤，容易口渴舌燥，喜歡喝冷飲，小便色黃赤且量少，進入有冷氣的房間就倍感舒適。這類體質的人不太適宜服用溫熱性質的飲食，應吃一些寒涼滋潤的食物，方能維持身體平衡，感覺舒服，減少全身性的熱感。

常見的熱性病症與不適有：面紅目赤、狂躁妄動、頸項強直、口舌糜爛、牙齦腫痛、口乾渴、小便短赤、大便燥結、舌紅苔黃等實火病症。

熱性體質或患熱證的人應禁食熱性食物，如蔥、薑、蒜、辣椒、牛肉、羊肉、鵝肉、油炸食品等。更要忌食煎炒炙爆及辛辣之物，忌用鹿茸、鞭類等辛溫燥熱的補品。此外，還要禁煙酒。

適合熱性體質的食材包括：大麥、蕎麥、小麥、小米、薏米、綠豆、鴨肉、蛤蚌、蜆子、田螺、螃蟹、海帶、紫菜、荸薺、油菜、菠菜、芹菜、大白菜、金針菇、香菇、苦瓜、黃瓜、絲瓜、冬瓜、茭白、竹筍、番茄、茄子、白蘿蔔、蓮藕、菱角、萵苣、西瓜、香瓜、香蕉、柿子、葡萄柚、橘子、檸檬、椰子、梨、豆豉、豆腐、綠茶、紅茶等。

## 蟹柳白菜粥

蟹肉性寒涼，具有清熱、散血等功效。白菜有菜中之王美稱，營養價值很高，含有豐富的維生素 A、B 群維生素、纖維素、鈣、磷等營養成分。中醫則認為，白菜具有清熱、除煩、解渴、利尿、通利腸胃的功效。二者搭配製作養生粥膳，可清熱、涼血，對於諸多熱證均具有輔助食療作用，同時也適合熱性體質者作為養生之品。

**材料** 米飯 1 碗，蟹足棒 3 根，白菜 200 克，薑末少許

**調料** 高湯適量，鹽半小匙，鮮雞粉 1 小匙

**做法**
1. 蟹足棒切段；白菜洗淨，亦切段。
2. 鍋中加入高湯，上火燒沸，下薑末煮片刻，再下入米飯、鹽和鮮雞粉，煮 20 分鐘，下入蟹足棒和白菜煮 5 分鐘，攪拌均勻，出鍋裝碗即可。

**貼心提醒**：未熟透、存放過久的蟹，以及死蟹都容易引起中毒現象，不宜食用，更不宜製作養生粥膳。

## 荷花粳米粥

荷花是睡蓮科蓮屬的多年生草本植物蓮的花瓣。荷花含有澱粉、蛋白質、脂肪、B 群維生素、維生素 C 等營養成分，對人體有較好的補益作用。中醫認為，荷花具有活血止血、養心安神、除濕祛風、清心涼血、固精、解熱毒等功效。

荷花還可輔助治療跌打損傷後嘔血、無泡濕瘡等症。用荷花製成的養生粥膳，可清心除煩、涼血解毒，同時也適用於熱病神昏、煩渴喜飲或小兒驚風、心火亢盛、煩躁不寐等症。

**材料** 乾燥荷花 3 小匙，粳米半杯粥

**做法**
1. 將乾燥荷花研成細緻粉末。
2. 粳米淘洗乾淨後與適量水一同放入鍋中煮粥。
3. 待粥熟時，撒入花末，調勻即可。

## 麥冬竹參粥

西洋參又名花旗參，為多年生草本植物。西洋參具有補肺陰、清火、生津液等功效。麥冬能養陰生津、潤肺清心。淡竹葉能清熱除煩、利尿，適用於熱病煩渴、小便赤澀淋痛、口舌生瘡等症。以上三者皆屬寒涼性藥物，與粳米一同製成的藥粥，可益氣、養陰、清熱，適用於陰氣不足而有虛熱之煩渴、口乾、氣短、乏力等症。建議此粥每日食用 1 次，空腹服用。

**材料** 西洋參 3 克，麥冬 10 克，淡竹葉 6 克，粳米半杯

**做法** 1. 將麥冬、淡竹葉煎湯，去渣取汁；西洋參切成薄片。
2. 粳米淘洗乾淨，與藥汁一同煮粥。
3. 粥將熟時，將切好的西洋參片加入粥中，煮至粥熟。

## 紅綠雙米粥

薏米性微寒，可健脾、除濕。綠豆具有清熱、解毒、消腫等功效。二者皆屬寒涼性食物，可清熱、除煩，對實熱病症有著較好的食療作用。因此這道紅綠雙米粥特別適合熱性體質者食用，對身體有不錯的調節功效。

**材料** 大米半杯，薏米、赤小豆、綠豆各 3 大匙

**調料** 冰糖少許

**做法** 1. 將大米、薏米、赤小豆、綠豆淘洗乾淨，用清水浸泡 1 個小時。
2. 將所有材料一同放入鍋中，加適量水，先用大火燒滾，再轉小火繼續熬煮 45 分鐘。
3. 粥熟後，加入冰糖調味即可。

**貼心提醒**：凡陽氣不足者慎食此粥。

# 實性體質適合吃的粥

「實」是指人體體質壯實，抗病力強，對邪氣呈現較亢進的反應，表現屬於實證。實性體質大多出現在疾病的初期或中期，多由積食、痰、水濕、淤血等引起。實性體質者，體內實火較大，適合食用具有清涼降火功效的食品，如：菊花、金銀花、綠豆、茯苓、決明子、黃連等，大凡能散熱解毒的材料都可選用，以便疏散體內實火、清熱解毒、利尿通便。

就內傷雜病而言，「實」的病理意義略有不同。內傷雜病方面，「實」指的是邪氣盛，即致病因素較強盛而表現出來的實證。

實性體質患病常表現為實證。實證分為6種，即寒邪、實熱、痰濕、氣滯、血淤、燥邪等。常見的病症包括：胸腹部脹滿疼痛、便秘、小便不通、咳嗽痰多、身體脹悶、血滯等。

實性體質及患實證的人當忌食具有滋補等有礙邪出的食物，如肥膩的肉類、收澀的酸果類、壅滯的瓜、豆、果仁，如肉桂、松子、薑、桂圓等。忌食辛辣性食物，如辣椒、薑、酒等。溫陽性食物也盡量不吃，如：牛肉、鹿肉等。實性體質者應多進食苦寒屬性的食物。如：小麥、小米、薏米、綠豆、螃蟹、海帶、紫菜、苦瓜等。

# 蔥白香醋粥

蔥白為百合科蔥屬植物，味辛，性溫，歸肺、胃經。用蔥白製成的養生粥膳具有發汗解表、通達陽氣的功效，適用於寒邪侵體、外感風寒等症，也可用於陰寒內盛、格陽於外、脈微、腹瀉者，尤其適用於小兒風寒感冒等病的輔助食療。建議此粥每日服用 1 ～ 2 次，連服 2 天。

**材料** 蔥白（連根）5 根，大米半杯

**調料** 香米醋 2 ～ 3 小匙

**做法**
1. 連根蔥白洗淨後，切成小段。
2. 大米淘洗乾淨後放入鍋內，加水煮沸。
3. 水沸時加入蔥段，煮成稀粥。
4. 粥將熟時，加入適量香米醋，稍攪拌即可。

# 木通地黃粥

木通、生地黃皆為藥物。木通味苦，性涼，入心、小腸、膀胱經，具有瀉火行水、通利血脈的功效，可用於輔助治療小便赤澀、淋濁、水腫、胸中煩熱、喉痹咽痛、女性閉經及乳汁不通等症。

生地黃味甘、苦，性涼，入心、肝、腎經，具有滋陰、養血之功效，對陰虛發熱、消渴、吐血、衄血、血崩、月經不調、胎動不安、陰傷便秘等症具有一定療效。用二者製成的藥粥具有清心、利尿的功效，也適用於小便赤澀疼痛、心火口瘡、煩熱不寐、口舌乾燥等症的食療。建議此粥空腹服用。

**材料** 木通 15 克，生地黃 30 克，粳米半杯

**做法**
1. 將木通與生地黃煎成湯藥備用；粳米淘洗乾淨，備用。
2. 將粳米放入湯藥中煮粥即可。

**貼心提醒**：津虧、氣弱、精滑、脾虛泄瀉、胃虛食少、胸膈多痰且內無濕熱者及孕婦慎用此粥。

## 杏肉粳米粥

杏是一種營養價值較高的水果，其果肉中含有蛋白質、脂肪、碳水化合物、鈣、磷、鐵、胡蘿蔔素及多種維生素等營養成分，可為人體提供所需的營養。杏肉有小毒，具有祛痰、止咳、潤腸等功效，可用於肺病咳血、傷風咳嗽、風虛頭痛、偏風不遂、失音不語、喘促浮腫、小便淋漓等疾病的輔助食療。杏肉與粳米製成的養生粥膳，具有潤肺止咳、生津止渴的功效，同時也適用於肺熱咳喘、痰稠、口乾舌燥、煩渴等症，實性體質者可適量食用此粥。

**材料**　杏 2 個，粳米半杯

**調料**　冰糖適量

**做法**　**1.** 杏洗淨後放入鍋中，加水稍煮至軟爛，去核。

**2.** 粳米淘洗乾淨後與煮好的杏肉一同加水煮成粥。

**3.** 粥熟後，加入適量冰糖，調勻即可。

**貼心提醒**：過食杏肉會傷及筋骨、勾發老病，易激增胃裡的酸液傷胃，引起胃病，還易腐蝕牙齒，誘發齲齒。因此，在製作粥膳時，杏肉的用量要適當。

## 二冬棗仁粳米粥

天冬又稱天門冬，味甘、苦，性寒，具有清心、潤肺、養陰、生津液的功效，常用於肺燥乾咳、虛勞咳嗽、津傷口渴、心煩失眠、內熱消渴、腸燥便秘、白喉等症的輔助治療。

麥冬性微寒，具有滋陰生津、清心潤肺等功效。二者與棗仁、粳米一同製成的養生藥粥具有滋陰、清熱、養心安神的作用，可用於陰虛火旺之心悸不安、頭暈目眩、煩熱少寐、多夢耳鳴、手足心熱等症的食療。建議此粥分 2 次服用，1 日內服完，可連服數天。

**材料**　天冬、麥冬（連心）、棗仁各 10 克，粳米半杯

**調料**　白蜜適量

**做法**　**1.** 棗仁微炒。

**2.** 將炒好的棗仁與天冬、麥冬一同加水煎湯，去渣取汁。

**3.** 粳米淘洗乾淨，與做法 2 中的汁液一同煮粥。

**4.** 粥熟後，調入白蜜，再稍煮即可。

# 虛性體質適合吃的粥

「虛」是指正氣虛衰不足，人體內的基礎物質氣、血、精、津液不足時就易導致正氣的虛衰。正氣不足，抗邪能力就會下降，身體就容易生病，生病後身體也不易痊癒。一般情況下，老年人、身體衰弱的人往往為虛性體質，中醫認為「久病必虛」，因此久病、慢性病患者也多屬於虛性體質。在四種體質中，虛性體質的體質狀況最差。

虛性體質者易患虛證。虛證包括四種，即陰虛、陽虛、氣虛、血虛。陰虛指陰液不足，包括人體津液、血液虧損。陽虛則是指陽氣不足，陽虛者比較容易冷。氣虛主要指氣的來源不足或消耗過度，使全身臟腑功能衰竭。血虛指體內血液不足，不能滋養臟腑、通經活絡，也不能為身體各個部位傳送養分。

虛性體質者忌食具有攻伐、瀉下的食物，如芋頭、冬瓜、赤小豆、薏米等。不同類型的虛性體質在飲食方面各有禁忌：陰虛性體質者應少吃蔥、薑、蒜、辣椒等辛味之品；陽虛性體質者應禁止食用消陽壯陰類食品；氣虛性體質者應忌吃破氣耗氣之物、生冷性食品及油膩厚味辛辣食物；血虛性體質者應忌食苦寒類食物，如薺菜、山楂、橘子、蚌、檳榔等。

陰虛性體質：芝麻、糯米、豆腐、魚、蜂蜜、乳製品等；陽虛性體質：羊肉、鹿肉、靈芝、芡實等；氣虛性體質：人參、蓮子、豬肉、牛肉、羊肉、雞肉、粳米、小米、黃米、大麥、白朮、紅棗等；血虛性體質：桑葚、荔枝、松子、木耳、甲魚、羊肝、海參等。

# 鵝肉粳米粥

鵝肉營養豐富，含有蛋白質、脂肪、鈣、磷、鐵、維生素 $B_1$、維生素 $B_2$、維素 E 等營養成分，還含有 10 多種氨基酸，能滿足人體生長發育的營養需求。

鵝肉具有益氣滋補、和胃止渴的功效。這道鵝肉粳米粥可益氣補虛、生津止渴，也適用於脾胃虛弱所致的消瘦乏力、食少、氣陰不足所致的口乾思飲、咳嗽氣短、消渴等症。建議此粥每日食用 1 次，3 日為 1 個療程。

**材料** 鵝肉末 100 克，粳米各半杯

**調料** 澱粉、醬油、料酒、花椒粉各適量，鹽少許

**做法**
1. 鵝肉末放入碗中，用澱粉、醬油、料酒、花椒粉勾芡，備用。
2. 粳米淘洗乾淨，與適量清水一同放入鍋中煮粥，待沸後調入鵝肉。
3. 粥熟後，加入鹽調味，再煮沸 1 ～ 2 次即成。

# 魚丸松仁青豆粥

鰱魚又稱白鰱、鰱子，含有蛋白質、脂肪、碳水化合物、鈣、磷、鐵、維生素 $B_1$、維生素 $B_2$、煙酸等成分，營養比較豐富。具有溫中益氣的功效，可用於久病體虛、食欲不振、頭暈、乏力等的輔助治療。這道用鰱魚製作的粥膳十分適合虛性體質者滋補之用。

**材料** 大米半碗，鰱魚肉 100 克，松仁、罐頭青豆各 1 大匙

**調料** 雞湯適量，鹽、胡椒粉各少許

**做法**
1. 大米淘洗淨後用水浸泡 30 分鐘；松仁洗淨備用。
2. 鰱魚肉剔淨刺，用刀背搗成魚茸，加入鹽、胡椒粉，用力攪打拌勻，放入開水中煮熟成魚丸，撈出備用。
3. 另置鍋於火上，放入雞湯、大米、魚丸，大火煮開後轉小火再煮 30 分鐘，再將松仁、鹽放入粥中，煮 10 分鐘後，加入青豆即可。

**貼心提醒**：鰱魚的膽汁有毒，因此在製作粥膳時要小心去除魚膽。

# 鱖魚粳米粥

鱖魚歷來被認為是魚中上品，肉質細嫩，營養豐富，又易於吸收。鱖魚具有益氣、補虛勞、健脾胃的功效。這道鱖魚粳米粥具有補氣血、益脾腎的功效，適用於氣血雙虧、體虛羸瘦、納少便溏或腸風下血等症的食療，同時也是兒童、老人及體虛、脾胃消化功能不佳者的滋補佳品。建議空腹食用此粥。

**材料**　鱖魚 2 條，粳米半杯，薑末、蔥花各適量

**調料**　鹽、料酒各少許

**做法**
1. 將鱖魚剖洗乾淨，去頭、尾及皮備用。
2. 粳米洗淨，與鱖魚一同放入砂鍋中，加適量水，使鱖魚浸泡在水中，再放入薑末、蔥花、鹽、料酒，加熱煮粥。
3. 等魚煮爛後，用筷子夾出魚骨，使魚肉散落在粥裡，調勻後煮至粥熟點綴蔥花即可。

NOTE

第 4 章

# 增強體質的粥

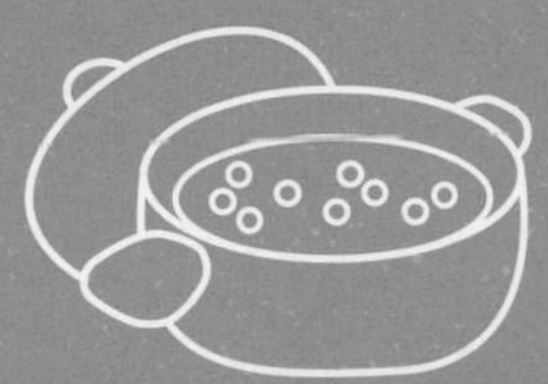

無論是採用何種養生方式，關鍵皆為調養身心、增強體質、預防疾病。當然，粥膳養生也不例外，其功效更多地體現在利臟腑、通經絡、養氣血、調陰陽等方面。因此，凡體質欠佳者都可食用相應的粥膳來進補。

# 養心安神粥

心為神之居、血之主、脈之宗。心包括實質有血肉的心臟，也指腦，可以接受外界事物的刺激，產生思維，具有意識，並做出反應。

中醫對神的解釋分為廣義與狹義兩種，廣義的神是指人體生命活力的外在表現，中醫理論有這樣的說法：「得神者昌，失神者亡」，以及通常所說的「神氣」、「神色」、「神志」都屬於廣義的神。而狹義的神，則是指人的精神和思想活動，主要包括精神、意識和思維活動。狹義的神，在一定條件下能影響人體各個方面生理功能的協調與平衡。精神振奮、神志清楚，思考才能敏捷，工作效率、生活品質才能提高。

養心安神是指安定神志、蓄養精神，是中醫學上用以治療神志不安的一種方法。神志不安的病症主要與心、肝有密切關係，不同原因所致的心神不安，治法也因之而異。

養心安神適用於治療心肝血虛或心陰不足所致的心悸、怔忡、失眠、多夢、神經恍惚等病症。對於精神疲憊、失眠多夢、心神不寧、頭暈、心慌、煩躁、驚狂等症狀，可服用具有養心安神的粥膳來調養。

蓮子、酸棗仁、柏子仁、遠志、小麥、首烏藤、珍珠、天麻、冰片、菊花、人參、西洋參、黃芪、桂圓、石菖蒲等食物與藥材具有養心安神的作用，不妨用來製作粥膳。

# 紅棗桂圓小米粥

紅棗營養豐富，具有養心安神、健脾胃、益氣養血、潤肺生津、解毒等功效。桂圓果肉含蛋白質、脂肪、碳水化合物、膳食纖維、鈣、磷、煙酸、維生素 C、維生素 K 等營養成分，具有開胃健脾、補血益氣、養心安神的功效，對貧血、神經衰弱、產後血虧有較好的食療作用。紅棗、桂圓都是養心安神之佳品，與小米合用，其功效更佳。注意食用過量後容易生內熱。

**材料** 小米半杯，紅棗 100 克，桂圓肉 50 克

**調料** 紅糖少許

**做法**
1. 將小米淘洗乾淨；紅棗與桂圓肉分別洗淨。
2. 砂鍋置火上，放入適量清水，水煮沸後下小米。
3. 鍋中小米煮滾後放入紅棗、桂圓肉，再次煮滾後，改用小火煮。
4. 當小米快熟爛時，加入紅糖，繼續煮至粥稠時即可。

**貼心提醒**：桂圓易生內熱，實熱體質者不宜多食。

# 瘦肉大米粥

百合含有澱粉、蛋白質、脂肪、鈣、磷、鐵及多種維生素等營養成分。百合具有養陰潤肺、清心安神等功效，常用於陰虛久咳、痰血虛煩驚悸、失眠多夢、精神恍惚等症的食療。百合與能補中益氣、強健筋骨的肉類合用，其功效更為顯著。失眠多夢及精神疲乏者可常食此粥。

**材料** 大米 1 杯，牛肉末、豬中肉末各 1 大匙，雞蛋 1 個，百合適量

**調料** 鹽 1 小匙

**做法**
1. 大米、百合分別洗淨，養分別用清水浸泡 30 分鐘。
2. 大米、百合與適量水一起放入鍋中熬粥。
3. 當粥半熟時，加入牛肉末與豬肉末，以小火燉煮至材料全部熟透，再加鹽調味，裝碗。
4. 油鍋燒熱，敲入雞蛋改用小火煎，煎好後將荷包蛋放在粥上即可。

**貼心提醒**：風寒咳嗽、脾胃虛弱、寒濕久滯及腎陽衰退者慎食此粥。

## 飄香蓮子粥

蓮子為睡蓮科植物蓮的乾燥成熟種子，中醫將其歸為脾、腎、心經。故蓮子具有較好的養心安神作用。這道飄香蓮子粥由蓮子與粳米熬煮而成，兼具二者的營養與功效，具有養心、安神、益氣、健脾胃的作用，對心神不安、失眠多夢有較好的食療作用。

**材料** 蓮子 2 大匙，粳米半杯

**做法**
1. 蓮子用水泡發後，在水中用小刷子擦去表層，抽去蓮心，沖洗乾淨後放入鍋內，加適量清水煮至熟爛，取出備用。
2. 將粳米淘洗乾淨，放入鍋中加清水煮成稀粥，粥熟後摻入蓮子，稍煮攪勻即可食用。

## 刺參大米粥

刺參是一種食用海參，其味甘，性溫，無毒，入心、肺、脾、腎經，可調節人體內的陰陽平衡，具有補腎陰、生脈血、養心血的輔助食療功效，可用於下痢、潰瘍、肺結核、再生障礙性貧血等疾病的輔助食療。這道刺參大米粥主要由刺參、大米煮制而成，能補養心血，從而改善頭暈、心慌、失眠、神經恍惚等病症。此粥不僅能養心安神，還具有防衰老作用，因此也有較好的美容作用。

**材料** 大米 1 杯，刺參 200 克，蔥 1 根，薑適量

**調料** **A**：醪糟 1 大匙，高湯適量

**B**：鹽 1 小匙，胡椒粉半小匙

**做法**
1. 大米洗淨，用清水浸泡 30 分鐘；刺參去內臟，洗淨；蔥洗淨，一半切段，另一半切末；薑洗淨，切片，備用。
2. 鍋中加半鍋水，放入刺參、薑片、蔥段及醪糟煮開，撈出刺參，浸入冷開水中泡涼，撈出，切小段備用。
3. 大米放入鍋中，加入高湯，大火煮滾後再改小火熬成粥，放入刺參煮至軟爛，加調料 **B** 調勻，最後撒入蔥花即可。

## 桂圓糯米粥

這道粥的養心安神效果極佳，並能促進身體的血液循環，保持心血暢通，使面色紅潤。經常食用此粥，可維持心臟的正常功能，還能使氣血俱佳，尤其適合現代都市上班族食用，可減輕壓力，緩解亞健康狀態。由於桂圓具有抗焦慮、減輕憂鬱的作用，因此，此粥是一道不可多得的抗抑鬱粥膳。

材料　桂圓肉 100 克，糯米 1 杯

調料　紅糖適量

做法　**1.** 糯米淘洗乾淨，加入清水浸泡 2 小時。

**2.** 將泡好的糯米連同浸泡糯米的水一起放入鍋中，以大火煮沸，滾後轉小火慢煮約 20 分鐘，至米粒裂開。

**3.** 將桂圓肉剝散，加入粥中煮 5 分鐘，加紅糖調勻即成。

**貼心提醒**：桂圓性熱，熱性體質的人不宜多食此粥。

## 雞絲養心粥

枸杞子可以養肝補腎，安神明目。雞肉可補血益氣、強健筋骨、健脾養胃。這道雞絲養心粥具有調理脾胃、促進食欲、安神祛火的功效。內熱心煩、食欲不振者不妨常食此粥。

材料　大米適量，熟雞絲 100 克，枸杞子 1 小匙質【調料】鹽少許的

做法　**1.** 大米洗淨，用清水浸泡 30 分鐘；枸杞子中用涼開水泡洗。

**2.** 將大米放入鍋中，加適量水熬煮成粥，然後加入雞絲。

**3.** 待粥再滾即加入枸杞子，稍後放鹽，煮一下即可熄火。

**貼心提醒**：熬煮此粥時，為防米屑湯汁外溢，可在鍋內滴入幾滴植物油或動物油。

# 小麥糯米粥

小麥性微寒，有養心、除熱的功效。糯米可溫暖脾胃，補益中氣。二者搭配煮粥，具有養心安神、健脾暖胃、補虛益氣的作用，對於小兒脾胃虛弱、自汗神疲有較好的食療作用，女性如有心神不定、神經衰弱等症也可常食此粥。建議每日早晚服用此粥。

**材料** 糯米 1 杯，小麥 1 碗

**調料** 白糖適量

**做法**
1. 糯米、小麥分別洗淨。
2. 將糯米、小麥與適量水一同放入鍋中煮粥，粥熟後關火。
3. 食用時，可根據個人口味調入白糖。

**貼心提醒**：煮粥所用小麥以浮水者為好，煮粥時也一定要等到米爛麥熟才能發揮作用。

# 薏米蓮子百合粥

薏米解熱，蓮子清熱安神、百合清心、枸杞子安神明目，冬瓜清熱解毒、活血利濕，以上合用煮粥，可養心血、清心熱。

**材料** 大米半杯，薏米、蓮子、百合各 3 大匙，枸杞子、冬瓜仁、甜杏仁粉各 2 大匙

**做法**
1. 大米淘洗乾淨，用清水浸泡 30 分鐘；百合、枸杞子洗淨，備用。
2. 薏米、蓮子放在碗內，加水置於蒸鍋內蒸熟。
3. 將做法 **1** 與做法 **2** 中的材料加水同煮成粥，粥熟後，調入冬瓜仁、甜杏仁粉再煮片刻即可。

# 益氣粥

中醫所談的氣涵蓋範圍很廣，它是一種具有活動力的精微物。中醫藏象學說認為，人體的氣由先天從父母雙方得到的精微物質與後天從自然的食物和空氣中得到的水穀精微和清氣融合而成。根據先天和後天兩種來源得到的只能算是原料，必須要由臟腑作用，才能變成有生命力的氣。

人體的氣可分為元氣、宗氣、營氣、衛氣，這些氣都是由先天的腎精、飲食、水穀通過腎、脾胃、肺轉化得到的。先天的精氣儲存在腎臟中，而後不斷地循環於全身，維持全身臟腑經絡的正常功能。

而當有外邪入侵或是情志、飲食、勞倦等致病因素導致人體氣的來源不足或是氣的運行發生障礙，就會產生疾病。氣的病變很多，一般可分為：氣鬱、氣滯、氣逆、氣虛、氣陷。

益氣是指補益氣的一種治法，適用於內傷勞倦或病久虛羸而見氣短懶言、面色蒼白、神疲無力、肌肉消瘦等症。

氣的病變包括以下症狀：心情不佳、兩肋脹痛、胸部滿悶、胃下垂、腹部脹痛或有墜脹感、脫肛、肌肉關節脹痛、痛經、子宮下垂、咳嗽、頭痛、眩暈、呼吸喘促、噁心反胃、頭暈目眩、容易冒汗、困倦無力、倦怠、懶言、易感外邪而生病。

當身體出現氣的病變時，可用人參、太子參、麥冬、玫瑰花、菊花、黨參、黃芪、白朮、甘草、山藥等來製作粥膳加以調理。

## 黃芪人參粥

人參可益氣生津，益智安神；黃芪具有補中益氣、固表止汗、利水消腫之功效，適用於勞倦內傷、脾虛泄瀉、中氣下陷、體虛自汗及氣衰血虛等。白茯苓具有利水滲濕、健脾安神的功效。桑白皮可瀉肺平喘、利水消腫，可輔助治療肺熱咳喘、痰多。此粥可健脾補肺，適用於脾肺氣虛、氣短乏力或肢體浮腫、尿少等症。肺氣虛而咳嗽痰多者可常食此粥。建議此粥空腹服用。

**材料** 黃芪 30 克，人參 10 克，白茯苓 15 克，桑白皮 15 克，生薑 6 克，紅棗 5 個，小米半杯

**做法**
1. 將黃芪、人參、白茯苓、桑白皮、生薑加適量水煎湯，煎好後去渣取汁備用。
2. 將做法 1 制成藥汁與小米、紅棗一同放入鍋中煮成粥即可。

## 人參玉米粥

玉米有清熱解渴、健胃除濕、和胃安眠等功效。經常食用粟米，可防治腎氣或脾胃虛弱、腰膝酸軟、消化不良等病症。人參為補氣良藥，有強壯身體、興奮精神的作用。對於體虛欲脫、肢冷脈微、脾虛食少、氣虛氣短、神經衰弱等病症具有較好的輔助治療作用，還能增強血液循環、消化、造血等各個系統的功能，提高人體的適應能力，增強抗病能力。這道人參玉米粥具有較好的益氣功效，能調理氣血，滋補身體，對老年人很有好處。另外，這道粥不宜天天食用，以每週 1 ～ 2 次為佳。

**材料** 玉米半杯，人參末少許

**調料** 薑汁適量

**做法**
1. 玉米淘洗乾淨後，加適量水放入鍋中煮滾，然後轉小火熬煮至粟米軟爛。
2. 粥將熟時放入人參末和薑汁，即可食用。

# 白玉豌豆粳米粥

豆腐具有益氣、補虛的功效，豌豆有和中益氣等功效。二者合用，則益氣功能更盛。常食此粥可補益中氣，袪病延壽。按照營養學的觀點，此粥含有蛋白質、異黃酮、脂肪、碳水化合物、膳食纖維、胡蘿蔔素、維生素 $B_1$、維生素 $B_2$、煙酸、維生素 C、鈣、磷、鐵等營養成分，可保護肝臟，降低血鉛濃度，抗菌消炎，增強人體的新陳代謝功能。

**材料** 粳米半杯，豆腐 200 克，豌豆 3 大匙，胡蘿蔔半根

**調料** 鹽 1 小匙

**做法**
1. 粳米洗淨，用清水浸泡 1 小時；豆腐切小塊；豌豆洗淨。
2. 胡蘿蔔洗淨，入鍋煮熟，撈出，切丁。
3. 鍋內加入清水燒開，將粳米、豌豆、胡蘿蔔丁、豆腐塊一起下鍋，待再沸後，轉小火生煮成粥，加鹽調味即可。

# 人參粥

人參是補氣佳品，與大米合用煮粥，可提高機體活力，改善神經衰弱，並保護心血管，調降血壓，增強造血機能，預防動脈硬化、心絞痛等。

**材料** 人參片少許，大米 1 杯

**做法**
1. 大米淘洗乾淨，加水入鍋中，以大火煮沸。
2. 粥煮沸後再加入人參片，再轉小火煮至米粒熟軟，待粥汁濃稠時即可熄火。

**貼心提醒**：人參不可過量服用。

# 山藥柿餅粥

山藥兼具食物與藥材兩種功能，是益氣之良品，與具有潤肺、止血功效的柿餅合用煮粥，可補益脾肺之氣，對於久咳、虛熱等能起到較好的食療作用。這道山藥柿餅粥可益氣、滋陰清熱，適用於脾肺氣陰虧損、飲食懶進、虛熱勞嗽等。

**材料** 山藥 45 克，薏米半杯，柿餅 20 克

**做法** 1. 山藥、薏米處理乾淨後搗成粗茬；柿餅切碎，備用。

2. 將搗碎的山藥、薏米與適量水一同放入鍋中煮至熟爛，將柿霜餅加入粥中煮軟即可。

**貼心提醒**：脾胃虛寒、痰濕內盛者不宜多食此粥。

# 山藥蓮子粥

山藥又叫淮山，味甘，性平，歸脾、肺、腎經，具有補肺止咳、補脾止瀉、補腎固精、益氣養陰的功效，可用於肺氣不足、久咳虛喘或肺腎兩虛、納氣無力的虛喘等方面的食療。此粥由山藥熬制而成，具備了山藥的營養價值與藥用功效，因此，消渴、氣陰兩虛者可常服。

**材料** 山藥 60 克，小米半杯，蓮子 3 大匙

**調料** 冰糖適量

**做法** 1. 山藥刨成細絲；蓮子用水泡發後去心，備用。

2. 將小米和山藥加適量清水煮約半小時。

3. 放入蓮子和冰糖，待煮成熟粥時，即可食用。

# 補血粥

人是由氣、血、津液等基本物質構成的，氣在人體中不斷運動，能夠為人體提供活力和能量；血在人體中擔任著運輸養分的重要作用。氣是促進血液生成的重要因素，氣足，則生血功能強；氣虛，則生血功能弱。

血需要依靠氣的推動才能向前運行，才能將養分傳遍身體的每個部位。而且臟腑組織還可以生氣血，如果氣血不足，勢必會影響臟腑組織的正常工作，從而導致疾病的發生。血對人體健康起著決定性作用，只有將血調理順暢，才能達到養生保健的目的。

補血主要是針對血虛體質或病症。血虛可服補血粥膳，補血粥膳具有補血養肝、補心益脾的功效，適用於血虛及肝血不足、心脾兩虛。

血液不足表現出來的症狀包括：面色蒼白萎黃、唇舌色淡、健忘失眠、手腳麻木、貧血、便秘、女性月經量少等。一旦有這樣的狀況出現，必須特別注意。

動物內臟、蛋黃、木耳、紫菜、海帶、蘑菇、銀耳、杏、山楂、桃、紅棗、桂圓、烏雞、當歸、熟地黃、阿膠、何首烏、白芍、枸杞子、雞血藤等食物與中藥都可用於製作補血粥膳，血虛體質的人不妨常食。

## 花生山藥粳米粥

花生能補血止血。脾統血，氣虛的人易出血，花生紅衣正是通過補脾胃之氣來達到養血止血作用的，這就是中醫所謂的補氣止血。現代醫學認為，花生紅衣能抑制纖維蛋白的溶解，增加血小板的含量，改善凝血因數的缺陷，加強毛細血管的收縮機能，促進骨髓造血機能。

這道花生山藥粳米粥具有益氣養血、健脾潤肺、通乳的功效，尤適宜處於經期、孕期、產後和哺乳期的女性食用，常食此粥可養血、補血，還能使頭髮更加烏黑亮麗。

**材料** 花生（不去紅衣）3 大匙，山藥 30 克，粳米半杯

**調料** 冰糖適量

**做法** **1.** 粳米淘洗乾淨，備用。

**2.** 分別將花生及山藥搗碎，再與粳米混和均勻。

**3.** 將混合好的花生、山藥、粳米加適量水一同放入鍋中同煮為粥，粥熟時，加入冰糖調和即可。

## 桂圓紅棗糯米粥

紅棗是較好的補血類食物，對於貧血有很好的緩解作用。桂圓也是血虛的理想補品。紅棗與桂圓搭配食用，其補血功效更為顯著。這道桂圓紅棗糯米粥對女性月經不調、月經過多引起的貧血、產後血虧均有極好的調理作用。經常食用此粥可補益氣血、加速機體康復，還能使面色紅潤，達到美容養顏的作用。

**材料** 糯米 1 杯，桂圓乾、紅棗各 3 大匙，枸杞子半大匙

**調料** 白糖適量

**做法** **1.** 糯米淘洗乾淨後，用清水浸泡 2 小時。

**2.** 鍋內加適量水，放入桂圓乾，煮至水沸。

**3.** 將泡好的糯米放入鍋內，加入紅棗、枸杞子，用小火慢煮 45 分鐘，出鍋前加入白糖即可。

## 紅棗生薑粥

紅棗有很高的營養價值和食療功效，含有多種維生素、微量元素，具有極好的補血養顏作用。中醫將紅棗歸於補氣血藥類，它有潤心肺、止咳、補五臟、治虛損的功效。

《本草綱目》認為棗有健脾養胃、養血壯神的功效。紅棗與生薑一起煮粥，口感獨特，既可補血，又可宣肺止咳、減肥瘦身。

**材料**　紅棗 5 個，老薑 1 塊，大米半杯

**調料**　紅糖適量

**做法**

1. 老薑切片，加水煮出味；大米淘洗乾淨，用清水浸泡 1 小時。
2. 鍋內加入薑汁、紅棗、大米和水，用小火慢慢燉煮至粥稠，再加入紅糖煮 10 分鐘即可。

## 百合蓮子紅棗粥

這道百合蓮子紅棗粥不僅能補養氣血，還能滋潤肌膚，延緩皮膚衰老。因此，這道粥膳可謂一款不可多得的美人養生粥。

紅棗具有補氣、養血、安神的功效。日常膳食中加入紅棗，可補養身體，滋潤氣血，提升身體的元氣，增強免疫力。紅棗與具有清心、潤肺功效的蓮子、百合搭配食用，對心神不寧等有不錯的食療作用。

**材料**　新鮮百合 2 瓣，蓮子 50 克，紅棗 8 個，大米 2 杯

**調料**　冰糖適量

**做法**

1. 大米淘洗乾淨，加適量水及紅棗、蓮子，醫以大火煮沸，煮沸後轉小火煮至米粒熟軟。
2. 百合剝瓣，剔去老邊，挑去雜質，洗淨，加入粥鍋中，轉中火再煮沸一次，加冰糖續煮 3 分鐘即成。

# 香濃雞湯大米粥

雞肉對營養不良、畏寒怕冷、乏力疲勞、月經不調、貧血、虛弱等症有很好的食療作用。雞肉有溫中益氣、補虛填精、健脾胃、活血脈、強筋骨的功效，尤其是老母雞功效顯著。這道香濃雞湯大米粥具有大補氣血、溫中填精的功效，適用於虛勞羸瘦、氣血雙虧、乏力萎黃、食少瀉泄、小便頻數、崩漏帶下、產後乳少、病後體虛等。

**材料** 老母雞 1 隻，大米半杯，蔥、薑各適量

**調料** 鹽少許

**做法**
1. 雞去毛及內臟，切碎，煮爛取汁；大米淘洗乾淨，備用。
2. 取適量雞湯汁與大米一同放入雞湯鍋中，再加入蔥、薑、鹽煮成粥。

# 十全補血粥

從營養學的角度看，此粥的營養全面而豐富，含有碳水化合物、膳食纖維、維生素、礦物質等多種營養成分，能強壯身體、提高身體免疫力，尤其是對貧血有較好的調節作用。從中醫的角度講，這道十全補血粥可益心脾、補氣血，具有良好的滋養補益作用，對於氣血雙虧等引起的諸多病症均具有較好的食療功效。

**材料** A：紫糯米、糙米、薏米、綠豆、赤小豆、黑豆各 3 大匙

B：紅棗 10 個，枸杞子 1 大匙，蓮子 10 粒，銀耳 1 朵，紅薯丁、南瓜、桂圓乾各 50 克

**調料** 糖或鹽適量

**做法**
1. 材料 A 分別洗淨，放在一起用清水浸泡 2 小時以上；材料 B 清洗後備用。
2. 鍋內放入浸泡過的材料 A 和適量清水，用大火煮開後，改用小火煮至豆類酥軟。
3. 加入材料 B 再煮 1 小時，加糖或鹽調味即可。

# 滋陰粥

所謂陰陽，最初是中國古代的哲學思想，陽是指具有積極、進取、剛強的事物和現象，陰是指具有消極、退縮、柔弱的事物和現象。古人認為，陰陽是相對的食物，彼此相互依存、相互為用，兩者總是處在「陽消陰長」或「陰消陽長」這樣一個動態的變化中。

陰陽消長必須在一個限度內保持「動態的平衡」，如果一方太過或不及，就會破壞兩個正常的運動關係。這個理論同樣適用於人體，人體的部位、臟腑、經絡等都可用陰陽割分屬性。

當人體內的陽多於陰時，就會發生陽證的病理變化，中醫把表證、熱證、實證都歸為陽證。這時候就需要滋陰，以調節體內的陰陽平衡。

滋陰是指滋養陰液的一種治法，適用於陰虛潮熱、盜汗或熱盛傷津而見舌紅、口燥等。滋陰主要是針對陰虛或陰不足進行的調理。陰不足引起的病變主要分為三種：陰津不足、真陰不足和亡陰。

**陰津不足**：症狀為精神興奮、煩躁、語音粗壯、身熱面赤、去衣喜涼、便秘、氣粗等。

**真陰不足**：症狀為虛火時見上炎、口燥舌焦、內熱便秘。

**亡陰**：身熱多汗、煩躁不安、口渴而喜冷飲、呼吸氣粗、四肢溫暖。

滋陰粥膳常用的食材包括：百合、麻仁、蓮子、燕窩、女貞子、冬蟲夏草、沙參、玉竹、天冬、麥冬、地骨皮、石斛、枸杞子等。

# 冬蟲夏草小米粥

冬蟲夏草又叫蟲草，味甘，性溫，具有養肺陰、補腎陽、止咳化痰、抗癌防老的功效。冬蟲夏草為平補陰陽之品，使用上沒有禁忌，是適合人群最廣的補品。這道冬蟲夏草小米粥具有養陰潤肺、補腎益精、補虛損的功效，可用於肺腎陽虛或陰虛、虛喘、癆嗽、咯血、陽痿、遺精、自汗、盜汗、病後久虛不復等的食療。建議空腹服用此粥。

**材料** 冬蟲夏草 10 克，瘦豬肉 50 克，小米半杯

**做法**
1. 將冬蟲夏草用布包好；豬肉切成細片。
2. 將藥包與小米、豬肉一同放入鍋中，加適量水煮粥。
3. 待粥熟時，取出藥包，喝粥吃肉。

# 冬菇木耳瘦肉粥

這道冬菇木耳瘦肉粥所用的冬菇、木耳、銀耳均具有較好的滋陰功效，對於肺熱陰虛及虛勞煩熱等具有較好的食療作用。另外，此粥還能清理肺部垃圾，能較好地滋潤肺部。

**材料** 大米半杯，瘦豬肉 50 克，冬菇 30 克，木耳、銀耳各 15 克，香菜少許

**調料** 鹽適量

**做法**
1. 冬菇擇洗乾淨，用清水浸泡至軟；大米、木耳、銀耳分別洗淨，用清水泡軟；豬肉洗淨，剁成末，入沸水中汆燙一下；香菜洗淨，切碎。
2. 大米入鍋，加適量水，用大火煮沸，再放入冬菇、木耳、銀耳、豬肉末，加鹽，用小火煮至米、肉熟爛，出鍋後撒上香菜即可。

# 補腎壯陽粥

何謂補腎壯陽？腎是人體所有臟腑陰與陽的根源，所有的組織器官都需要腎的滋養，因此，腎是生命的源泉，故稱其為「先天之本」。當腎的功能失常時，往往會出現腎虛、腎陽不振等病症，這時就需要補腎、補陽氣。

陽相對於陰而存在，當人體內的陰多於陽時，就會發生陰證的病理變化，陰證包括裡證、寒證和虛證。當人體出現陽虛時，就需要通過飲食調節或治療來壯陽，以實現體內的陰陽調和。所謂陽虛就是陽氣不足，「陽虛而生寒」，因此往往會出現諸多寒證症狀。

補腎往往與壯陽密切相關，當腎虛、陽虛時可通過粥膳進行調理。補腎壯陽主要是針對腎陽不振及陽虛的治法。

**陽虛包括**：陽氣不足、真陽不足和亡陽。

**腎陽不振**：症狀為面色蒼白、腰酸腿軟、頭昏耳鳴、舌淡白、脈沉弱。治法為補腎溫陽。

**陽氣不足**：症狀為精神萎頹、語音低沉、氣短少言、面色暗淡、動作遲緩、身冷畏寒、近衣喜溫、小便清長、便溏。

**真陽不足**：症狀為四肢倦怠、唇白、便軟或水瀉、飲食不化。

**亡陽**：症狀為手足逆冷、大汗淋漓、汗出如珠、呼吸微弱、喜熱飲。

可補腎壯陽的食材包括：羊腰、羊骨、核桃、蝦、韭菜、海參、杜仲、菟絲子等。

## 羊腰粳米粥

羊腰味甘，性溫，具有補腎氣、益精髓的功效，可改善腎虛勞損、腰脊疼痛、足膝萎弱、耳聾、消渴、陽痿、尿頻、遺溺等。

這道粥膳主要由羊腰製成，具有補腎益精、壯陽益胃的功效。凡有脾腎陽虛而致的腰疼、酸楚等症者，均可食此粥。建議此粥當早餐食用。

**材料** 羊腰（去油脂塊）1對，草果6克，陳皮6克，砂仁6克，粳米半杯，薑末、蔥花各適量

**調料** 鹽少許

**做法**
1. 草果、陳皮、砂仁用紗布包好；粳米淘洗乾淨，備用；羊腰處理乾淨備用。
2. 將羊腰與做法 1 中的藥包加適量水一同放入鍋中煮。
3. 煮至湯成時取出紗布，放入粳米、薑末、蔥花、鹽繼續熬煮，煮至粥熟即可。

## 核桃豬腰粥

豬腰學名為豬腎，是理想的補腎壯陽食品。中醫認為，豬腰味鹹，性寒涼，入腎經，無毒，具有理腎氣、通膀胱、消積滯、止消渴等功效，對腎虛陽痿、腎虛腰痛、腎虛遺精、耳聾、水腫、發熱、肢體疼痛等具有不錯的食療作用。

核桃仁性溫，味甘，歸腎、肺、大腸經，具有補腎、溫肺、定喘、潤腸之功效，常用於腰膝酸軟、陽痿遺精、虛寒喘嗽、大便秘結等的食療。豬腰與核桃仁搭配煮粥，其補腎功效更佳。這道核桃豬腰粥對腎虛腰痛、遺精、盜汗有較好的食療作用，腎虛者可常食此粥。

**材料** 核桃仁 10 個，豬腰 1 個，大米半杯，蔥末、薑末、辣椒末各適量

**調料** 鹽少許

**做法**
1. 豬腰去臭線，洗淨，切細；大米淘洗乾淨。
2. 將大米與適量水一同放入鍋中煮粥，待沸後調入豬腰、核桃仁及蔥末、薑末、辣椒末、鹽，煮至粥熟即可服用。

# 火腿海參粥

海參性溫，具有補腎生精、益氣補血、通腸潤燥、止血消炎等作用，還能美顏烏髮、養血潤膚。現代營養學認為，海參的精氨酸含量很高，而精氨酸是構成男性精細胞的主要成分，具有改善腦、性腺神經功能傳導的作用，減緩性腺衰老。經常食用這道火腿海參粥，可起到固本培元、補腎益精的效果。

**材料** 水發海參 200 克，熟火腿末 20 克，粳米半杯，蔥末適量

**調料** 鹽適量

**做法**
1. 將發好的海參漂洗乾淨，切成細丁；粳米淘洗乾淨。
2. 鍋內放入清水、海參、粳米，先用大火煮沸後，再改用小火煮至粥成。
3. 將熟時加入蔥末、鹽拌勻，最後撒上火腿末即可。

# 荔枝大米粥

中醫認為，荔枝味甘，性溫，有補益氣血、添精生髓、生津和胃、豐肌澤膚等功效，可緩解病後津液不足及腎虧夢遺、脾虛泄瀉、健忘失眠等。

現代醫學研究發現，荔枝可改善性功能，對遺精、陽痿、早洩、陰冷等有輔助食療作用，還可改善機體的貧血狀況，以及腎陽虛導致的腰膝酸痛、失眠健忘等。體溫不足及貧血虛弱者，不妨常食荔枝，以滋養身體。這道荔枝大米粥可壯陽益氣，適用於脾虛泄瀉、產後水腫等。建議每天分 2 次空腹服食此粥。

**材料** 荔枝乾 2 大匙，大米半杯

**做法**
1. 大米淘洗乾淨。
2. 將荔枝乾與大米加適量水一同放入鍋中煮成粥即可。

**貼心提醒**：內熱及肝火旺者慎食此粥。

## 韭菜粥

蝦是男性食補中不可缺少的壯陽食物。現代營養學認為，蝦的營養豐富，含有脂肪、磷、鋅、鈣、鐵等及氨基酸等營養成分，具有補腎壯陽的功效。中醫認為，韭菜具有溫中下氣、補腎益陽等功效。這道韭菜粥可以說是一道名副其實的「男人粥」，尤其適合於腎陽虛患者食用。

**材料**　蝦皮、韭菜各適量，糙米半杯

**調料**　鹽、胡椒粉各少許

**做法**
1. 糙米淘洗乾淨，用清水浸泡 3 小時；蝦皮用水沖洗數次並瀝乾水分；韭菜洗淨，切末。
2. 將泡好的糙米加水放入鍋內，煮至米粒裂開。
3. 待糙米粥煮好時，加入蝦皮再煮 5 分鐘，起鍋前加入韭菜末及鹽、胡椒粉調味即可。

## 栗子粥

栗子果肉中富含澱粉和糖分，具有明顯的健胃補腎功能，是老年人及腎虛者的理想補品。中醫認為，栗子能養胃健脾、壯腰補腎、活血止血，是做藥膳的上等原料。這道栗子粥能強化腰腎，舒緩精神和肌肉疲勞，並能增強生殖功能，是一道貨真價實的「性福粥」。腎虛及性功能衰退的男性可食用此粥。

**材料**　新鮮栗子 1 碗，發芽米 1 杯

**調料**　砂糖少許

**做法**
1. 發芽米淘洗乾淨，與水一同放入鍋中，用大火煮滾，再轉小火慢煮。
2. 另起鍋燒水，將栗子置入沸水中煮 5 分鐘，撈起，剝去皮膜，切塊。
3. 將處理好的栗子加入粥中，以大火煮沸，再轉小火煮約 25 分鐘，至米粒熟軟、栗子熟。
4. 待粥汁濃稠時，加糖調味即可。

# 養肝護肝粥

肝是人體最重要臟器之一。中醫認為，肝是藏魂之處，可儲藏血，主管全身之筋。肝在五行屬木，主導動及升的氣機功能，與膽、筋、手、目等組織器官構成肝系統。肝的位置在人體的腹部隔膜下方，在右肋區下方，分為左右兩大葉，為紫紅色。

肝的生理功能：肝的疏泄功能能調節人的精神情志，促進消化吸收，維持氣血運行，協助水液代謝，還能調理任、沖二脈以保證月經應時而下，帶下分泌正常，妊娠、分娩順利。另外，肝臟還是貯藏血液的主要器官，能調節人體內的血量。

肝臟一旦出現問題，會導致身體多項功能失常。因此，平時應加強肝臟的養護，所謂養肝護肝是指使用保養肝臟的方法，以滋補肝臟之不足或預防肝臟功能下降。

肝臟功能失常時，常易引起以下病症：精神抑鬱、胸部脹悶、煩躁易怒、失眠多夢、頭痛、胸部肋骨兩側及兩乳或腹部脹痛不適、痛經、閉經、痰飲、水腫、白帶異常、月經不調、難產、不孕、兩眼昏花、乾澀、肢體麻木、吐血、流鼻血、月經量過少或過多等。

可製作養護肝臟粥膳的食材包括動物肝臟、鴨血、菠菜、醋、糯米、黑米、高粱、紅棗、桂圓、核桃、栗子、牛肉、鯽魚、枸杞子等。

肝臟功能失常時，常易引起以下病症：精神抑鬱、胸部脹悶、煩躁易怒、失眠多夢、頭痛、胸部肋骨兩側及兩乳或腹部脹痛不適、痛經、閉經、痰飲、水腫、白帶異常、月經不調、難產、不孕、兩眼昏花、乾澀、肢體麻木、吐血、流鼻血、月經量過少或過多等。

可製作養護肝臟粥膳的食材包括動物肝臟、鴨血、菠菜、醋、糯米、黑米、高粱、紅棗、桂圓、核桃、栗子、牛肉、鯽魚、枸杞子等。

《素問·藏氣法時論》說：「肝主春……肝苦急，急食甘以緩之……」因此，根據四季養生的原則，養護肝臟宜在春季進行。養護肝臟應以食為先，要注意全面營養，宜多吃富含蛋白質、維生素的食物，少食動物脂肪性食物，按時就餐，消化功能差時採取少食多餐的方法，保證營養的攝入。新鮮熟透的水果，有益於健康，不妨常食；傳統飲食養生學主張「以臟補臟」，因此可多吃一些動物的肝臟以保養肝臟；以味補肝首選食醋，醋味酸而入肝，具有平肝散淤的作用。

# 鮮滑豬肝粥

豬肝味甘、苦，性溫，歸肝經，具有補肝明目、養血的功效，常用於血虛萎黃、夜盲、目赤、浮腫、腳氣等的食療。常食豬肝製成的粥膳對於滋養肝臟具有不錯的食療功效。此粥還可改善肝臟虛弱、夜盲症等的症狀，適宜氣血虛弱、肝血不足所致的視物模糊不清、面色萎黃及缺鐵性貧血者食用。

**材料** 大米半杯，豬 150 克，蔥花、薑末各少許

**調料** 鹽、料酒、澱粉各適量

**做法**
1. 大米挑去雜物，淘洗乾淨；豬肝洗淨，切成約 0.3 釐米厚的長方薄片，裝入碗內，加澱粉、蔥花、薑末、料酒和少許鹽，抓拌均勻，醃上漿。
2. 鍋置火上，放油燒至五六成熱，分散投入豬肝片，用筷子劃開，約 1 分鐘，至豬肝半熟，撈出控油。
3. 另起一鍋，置火上，加水燒開，倒入大米，再開後改用小火熬煮約 30 分鐘，至米漲開時，放入豬肝片，繼續用小火煮 10 ～ 20 分鐘，至米粒全部開花、肝片爛熟。
4. 待湯汁變稠時，加入鹽，調好口味即可。

# 豬肝竹荀粥

**材料** 大米半碗，豬肝 100 克，鮮竹筍尖 100 克，蔥花、薑絲、枸杞子各少許

**調料** A：料酒 1 小匙，鹽、澱粉各少許
B：高湯 1 碗，鹽 1 小匙

**做法**
1. 豬肝洗淨，切片，放入碗中加調料 A 醃漬 5 分鐘；筍尖洗淨，斜刀切片。
2. 將醃豬肝片及筍片分別汆燙至透，撈出，瀝乾。
3. 大米加適量水放入鍋中，用大火燒開後轉小火煮 40 分鐘成稠粥，加入筍尖、豬肝及調料 B，拌勻，撒上蔥花、薑絲、枸杞子即可。

# 冬瓜枸杞粥

《本草綱目》記載：枸杞，補腎生精，養肝，明目，堅筋骨，去疲勞，易顏色，變白，明目安神，令人長壽。由此可見，自古以來，枸杞子一直是養肝的保健良品。冬瓜性微寒，具有利水、消痰、清熱、解毒的功效，對水腫性肥胖有很好的療效。這道冬瓜枸杞粥不僅可以滋補肝腎、益精明目，還能美容瘦身。

**材料** 冬瓜 1 塊，枸杞子 1 大匙，糙米半杯

**做法**
1. 冬瓜連皮洗淨後切成醫中小塊；糙米淘洗乾淨，用清水浸泡 1 小時，備用。
2. 鍋內加入冬瓜塊、糙米及水，用大火煮開後，改小火慢煮至粥黏稠、冬瓜皮酥軟，最後加入枸杞子再煮 5 分鐘即成。

# 銀耳豬肝粥

銀耳又叫白木耳，既是名貴的營養滋補佳品，又是扶正強壯之良藥，滋潤而不膩滯。銀耳含有豐富的膠質、多種維生素、礦物質及氨基酸等成分，具有養肝護肝、補脾開胃、益氣清腸、安眠健胃、補腦、養陰、清熱、潤燥之功效，是陰虛火旺者的一種良好補品。

銀耳與豬肝一樣，能保護肝臟功能，還能提高肝臟解毒能力。另外，銀耳對肺熱咳嗽、久咳喉癢、咳痰帶血、女性月經不調、大便秘結、小便出血等有輔助療效。常食這道銀耳豬肝粥可養護肝臟。

**材料** 大米 1 杯，銀耳 50 克，豬肝 150 克，雞蛋 1 個

**調料** 鹽、澱粉各 1 小匙

**做法**
1. 大米淘洗乾淨，用清水浸泡 30 分鐘，備用；銀耳放入溫水中泡發，撕成瓣狀；豬肝洗淨，切片。
2. 把豬肝放在碗內，加入澱粉、鹽，打入雞蛋拌勻掛漿，備用。
3. 大米加適量水放入鍋中煮成粥，加入銀耳，再倒入豬肝雞蛋液，煮 10 分鐘即成。

# 養肺護肺粥

肺主管體內「氣」的生成和散佈的臟腑，當肺出現病變時，體內的「氣」與各臟腑就會出現病症。因此，為了保證肺功能正常運行，平時應注意養肺護肺。肺的主要功能如下：呼吸，肺是身體內外氣息的交換場所，通過呼吸將新鮮空氣吸入肺中，然後呼出肺中的濁氣，完成一次氣體交換。肺通過不斷地吐垢納新，促進氣的生成，調節氣的升降出入，促使新陳代謝正常運行。

散發氣息、清潔呼吸道。通過肺氣的散發、氣化，排除體內濁氣，並將脾傳遞來的津液和水穀精微散佈到全身各個部位，內達身體各個器官，外至皮膚毛孔。肺還能溫養皮膚肌肉、排出津液的代謝產物。肺的功能正常，則氣道通暢、呼吸均勻，反之則不然。

肺對機體水液的輸送、運行、排泄起著疏通和調節作用。機體從外部攝取的水分經胃傳遞給脾，脾將其散佈到身體的各個部位。

促進血液運行。全身的血液要通過脈絡聚集到肺部，經過肺的呼吸進行交換，然後傳遍全身。肺部一旦受損，就會影響血液的運行，甚至影響其他器官的生理機能。

當肺的呼吸功能失常、病邪犯肺時，會出現胸悶、咳嗽、氣喘等呼吸不利的症狀；若肺的調水功能失調，就會導致水液停聚而生痰、水腫；當肺氣不足，不能助心行血時，易導致血液循環障礙，出現心悸、胸悶、嘴唇與舌頭青紫等症狀。

## 百合杏仁粥

百合具有很好的潤肺止咳功效，常用於肺燥或陰虛引起的咳嗽、咯血等的食療。杏仁同樣也具有良好的潤肺作用，能降氣、止咳、平喘，對咳嗽氣喘、胸滿痰多、血虛津枯等有不錯的療效。

百合、杏仁與具有清熱利濕作用的赤小豆搭配煮粥，可潤肺止咳、除痰利濕。此粥對肺燥咳嗽、喘促、小便不利等也有食療功效。建議早晚服用此粥。

**材料** 百合 1 大匙，杏仁 2 小匙，赤小豆半杯

**調料** 白糖少許

**做法**
1. 赤小豆洗淨，加水，放入鍋中，用大火煮沸，再轉成小火煮至半熟。
2. 將百合、杏仁、白糖加入鍋中，煮至粥熟即可。

## 滋潤雙耳粥

銀耳可滋陰潤肺、養胃生津、止咳，可以改善肺熱咳嗽、肺燥乾咳、久咳喉癢、咳痰帶血等。木耳具有很好的潤肺和清滌胃腸作用，尤其適合紡織工人和礦山工人食用。銀耳與木耳都具有優良的清肺潤肺功效，患有肺部疾病者不妨常食此粥。

**材料** 銀耳、木耳各適量，大米 1 杯

**調料** 冰糖適量

**做法**
1. 銀耳和木耳用溫水泡發，除雜質並洗淨後放入碗內，備用；大米淘洗乾淨。
2. 將銀耳、木耳與冰糖、大米、水一同放入鍋中煮成粥即可。

# 健脾胃粥

脾是人體消化系統的主要臟器之一。機體的消化運動，主要依靠脾的生理功能，機體生命的持續和氣血、津液的生化，都離不開脾。因此，中醫將脾稱為氣血生化之源、後天之本。胃是對人體每天攝入的食物進行收納、消化和吸收的器官。中醫將胃稱為水穀之海。

胃與脾是人體的重要器官，二者相互配合，共同為人體其他器官服務，但這並不是說胃和脾具有同等的功能，二者之間雖然具有一定的聯繫，但也存在著很大的差異。脾的主要功能為：將飲食水物化成精微，並將其傳送到全身；吸收水穀精微，並將其運輸到心、肺、頭等器官，通過心、肺、頭的作用產生氣血滋養全身各個器官，確保其他器官的正常運行；統攝、控制血液在血管中正常運行。

胃的主要功能則是消化食物和傳輸養分。所謂健脾胃就是通過各種方式來健脾益胃，防止脾胃患各方面的疾病。

當脾胃功能失常時可能引發多種病症，如：口臭、食欲不振、消化不良、疲倦、消瘦、腹部墜脹、久泄脫肛、子宮下垂、腎下垂、胃下垂等。

可製作健脾胃養生粥膳的食材包括：粳米、玉米、小米、高粱、糯米、小麥、大麥、蕎麥、紅薯、黃豆、蠶豆、豆漿、薏米、蓮子、白果、山藥、銀耳、山楂、枸杞子、陳皮、桂圓、甘草、豬肚、牛肉、牛肚、鴨肉、鵪鶉蛋、鵝肉、草魚、鯽魚等。

## 番茄山藥粥

番茄具有生津止渴、健胃消食、治口渴、食欲不振等功效。山藥是補益類的良藥，具有健脾胃的功效，可輔助治療脾虛食少等病症。山楂又叫山裡紅，含有多種營養成分，能增加胃內的酶素，促進脂肪類食物的消化，具有消食健胃的功效，可緩解食積，並能增進食欲。番茄、山藥、山楂製成的粥膳是補益脾胃的良品。

**材料** 大米半杯，番茄 100 克，山藥 50 克，山楂 1 大匙

**調料** 鹽少許

**做法**
1. 大米淘洗乾淨；山藥潤透，洗淨，切片；番茄洗淨，切成牙狀；山楂洗淨，去核，切片，備用。
2. 把大米、山藥、山楂一同放入鍋內，加適量水和鹽，置大火上燒沸。
3. 調小火再煮 30 分鐘後，加入番茄，續煮 10 分鐘即成。

## 扁豆粳米粥

白扁豆，是餐桌上的常見蔬菜之一。扁豆含有多種維生素和礦物質，經常食用能健脾胃，增進食欲。夏天多吃一些扁豆可起到消暑、清口的作用。

扁豆有調和臟腑、養心安神、健脾和中、益氣、消暑、消腫、利水化濕的功效。此粥能健脾養胃、消暑止瀉，還適用於脾胃虛弱、食少嘔逆、慢性腹瀉、暑濕瀉痢、夏季煩渴、婦女帶下等。此粥可供夏秋季早晚餐食用。

**材料** 炒白扁豆 60 克（或鮮扁豆 120 克），粳米半杯

**調料** 紅糖適量

**做法**
1. 將白扁豆用溫水浸泡 1 夜。
2. 粳米淘洗乾淨。
3. 將泡好的白扁豆與粳米一同放入鍋中煮成粥，放紅糖調勻即可。

## 山藥粥

小米、薏米、山藥、紅棗都是健脾胃的理想食物，但其功效各有側重。小米可以除濕、健胃、和脾；薏米能健脾、去濕、利尿；山藥具有優異的健脾胃功效；紅棗則能和脾健胃。四者合用，其健脾養胃的功效更佳。脾胃虛弱者不妨常食此粥。

**材料** 小米半杯，薏米、山藥各 30 克，紅棗 10 個

**調料** 白糖適量

**做法**
1. 小米洗淨；薏米洗淨，泡軟；山藥研磨成泥狀；紅棗洗淨，去核。
2. 將做法 1 中的材料加適量清水置於鍋中，以大火煮成粥後，調小火再加入白糖調味即可。

## 蓮藕粥

燕麥是補益脾胃的優良食物，與蓮藕、紅棗、甘草等健脾胃食物搭配煮制的粥膳，可健脾開胃、補脾益氣。因此這道蓮藕燕麥粥有調理脾胃的功能，經常食用此粥能增強胃動力，對脾胃很有好處。

**材料** 燕麥半杯，蜜蓮藕 250 克，紅棗 5 個，甘草適量

**調料** 冰糖適量

**做法**
1. 燕麥洗淨，用清水浸泡 1 小時；蜜蓮藕洗淨，切片；紅棗洗淨，泡軟後去核；甘草洗淨，切片，備用。
2. 燕麥和甘草一同入鍋，加適量水以大火燒沸，加入蜜蓮藕、紅棗和冰糖，轉小火煮熟即可。

## 番茄紅棗粥

粳米具有補脾胃、養五臟、壯氣力等功效，是健脾胃佳品。番茄、紅棗均具有優異的健脾養胃功效，與粳米搭配煮粥，可養脾胃之氣，對於脾胃虛弱引起的諸多病症也具有良好的食療作用。

**材料** 粳米半杯，番茄 250 克，紅棗半杯

**調料** 冰糖適量

**做法**

1. 粳米淘洗乾淨，用水浸泡 30 分鐘；番茄洗淨，切成丁；紅棗洗淨，去核，備用。
2. 粳米、紅棗一起下鍋，加適量水以大火燒沸，轉小火煮至米軟棗爛。
3. 粳米、紅棗熟時，加入番茄丁和冰糖，再次煮沸即可。

## 紅棗山藥粥

紅棗、山藥、糯米都是很好的健脾養胃食物。紅棗、山藥對脾胃健康有益；糯米可溫脾暖胃、益氣收澀，並能緩解或改善脾胃虛寒、食欲不振、腹脹、腹瀉等。此粥由三者合制而成，常食對脾胃健康大有裨益。

**材料** 紅棗 12 個，山藥少許，糯米半杯

**調料** 糖或鹽適量

**做法**

1. 糯米淘洗乾淨，用清水浸泡；紅棗洗淨；山藥去皮，切丁。
2. 鍋內放入糯米、紅棗及水，用大火煮開。
3. 改小火熬煮，加入山藥丁煮至稀稠，依個人口味加入糖或鹽調味即可。

# 潤腸粥

腸有小腸和大腸之分。小腸在人的腹部，上端與胃相通，下端和大腸相通；大腸也在人的腹部，上端與小腸相通，下端出口為肛門。

小腸的功能包括：作為容器接受胃初步消化的食物，並進一步消化吸收食物，吸收食物中的營養物質以供機體利用；將食物的殘渣傳送到大腸，形成糞便，以排出體外，將多餘的水分送至腎臟，再經由膀胱、尿道排出體外。

大腸的功能包括：接受由小腸下移的食物殘渣，排泄大便；重新吸收食物殘渣中多餘的水分，有利於體內津液代謝的正常。

當腸的功能失常時，會嚴重影響消化系統正常功能的運作，因此平時應加強對腸的養護。所謂潤腸類粥膳是指用潤腸類藥物和食物製成的粥膳。

當腸功能失調時，往往會出現以下病症：腸鳴、腹部疼痛、腹脹、腹瀉、便秘、小便短少等。其中，由腸道失潤導致的大便秘結不通是人體健康的大敵，潤腸類粥膳的主要作用就是潤腸通便，維持腸功能的正常運轉。

常用的潤腸類食物與藥材有：玉米、燕麥、空心菜、菠菜、芹菜、蘿蔔、胡蘿蔔、香蕉、草莓、蘋果、蜂蜜、柏子仁、松子、麻仁、郁李仁、番瀉葉等。

燕麥、牛蒡均富含膳食纖維，膳食纖維可以刺激並潤澤腸道。因此，燕麥及牛蒡都是很好的清腸通便的食物。這道牛蒡燕麥粥就具有潤腸功效，對便秘具有較好的食療作用。另外，此粥還能有效降低人體內的膽固醇含量，從而減低了患心臟病的機率。

# 五仁粳米粥

芝麻、松子仁、核桃仁、桃仁、甜杏仁均含有對人體有益的油脂，具有很好的潤腸通便作用，能改善便秘等症。這道五仁粳米粥就具有滋養肝腎、潤燥潤腸的功效，適用於中老年人氣血虧虛引起的習慣性便秘等。

**材料** 芝麻、松子仁、核桃仁、桃仁（去中皮尖，炒一下）、甜杏仁各 10 克，粳米 1 杯

**做法**
1. 將芝麻、松子仁、核桃仁、桃粥仁、甜杏仁一同碾碎，混合均勻。
2. 粳米淘洗乾淨。
3. 將五仁碎末與粳米加適量水一同放入生鍋中，煮成稀粥即可。

# 牛蒡燕麥粥

燕麥、牛蒡均富含膳食纖維，膳食纖維可以刺激並潤澤腸道。因此，燕麥及牛蒡都是很好的清腸通便的食物。這道牛蒡燕麥粥就具有潤腸功效，對便秘具有較好的食療作用。另外，此粥還能有效降低人體內的膽固醇含量，從而減低了患心臟病的概率。

**材料** 燕麥 3 大匙，牛蒡、胡蘿蔔各 1 根，芹菜少許

**調料** 雞湯、鹽各適量，香油少許

**做法**
1. 燕麥洗淨，用清水浸泡一夜，備用。
2. 牛蒡、胡蘿蔔均洗淨、削皮、切成丁狀；芹菜洗淨，切成末狀，備用。
3. 將已泡軟的燕麥與雞湯一同放入鍋中煮成燕麥粥，再將牛蒡、胡蘿蔔放入粥鍋中煮熟，隨後加入少許鹽調味。
4. 待粥熟時，滴入少許香油，撒上芹菜末即可起鍋。

# 清熱粥

清熱是指清解裡熱，即《內經》所說的「熱者寒之」。清熱主要包括以下幾個方面。清熱瀉火：能清氣分熱，有瀉火袪熱的作用。清肝明目：能清肝火而明目，常用於肝火亢盛、目赤腫痛等。清熱涼血：能清血分熱，有涼血清熱作用。清熱解毒：常用於治療各種熱毒病症。清熱燥濕：有清熱化濕的作用，可用於濕熱病症。清虛熱：能清虛熱，常用於午後潮熱、低熱不退等症。清熱類粥膳是指由性味寒涼、以清解裡熱和治療裡熱的藥物和食物製成的粥膳。

熱證可分為表熱證和裡熱證兩種。表熱證的特點是發熱，但時有惡寒；裡熱證是由外邪內傳入裡化熱或因內鬱熱所致的一類症候群，臨床主要表現為發熱、惡熱、口渴、心煩口苦、呼吸急促、小便短赤、大便乾結或兼有便秘、腹脹、舌苔發黃等。

常用於製作清熱類粥膳的藥材及食物有：梔子、蘆根、天花粉、決明子、生地、牡丹皮、犀角、玄參、連翹、紫花地丁、蒲公英、魚腥草、黃連、黃芩、黃柏、苦參、龍膽草、地骨皮、青蒿、金銀花、綠豆、蓮子、荷葉、苦瓜等。

清熱藥粥多屬寒涼，多服久服能損傷陽氣，故對於陽氣不足或脾胃虛弱者須慎用，如遇真寒假熱的症候，當忌用。體質虛弱的患者食用本類藥粥時，當考慮照顧正氣，必要時可與扶正藥物配伍應用。清熱藥粥必須根據熱證類型及邪熱所在部位服用。

# 綠豆玉米粥

綠豆具有清熱解毒、清暑利水、止渴、消腫的功效。常食綠豆食品可預防中暑、暑熱煩渴、瘡毒癤腫、食物中毒等。這道綠豆玉米粥具有很好的清熱功效，非常適合熱證患者食用。

**材料** 大米半杯，綠豆、玉米粒各 3 大匙

**調料** 白糖或冰糖

**做法**
1. 大米、綠豆洗淨，加適量水放入高壓鍋中煮 15 分鐘，關火，待高壓鍋氣自然放完後，小心揭開鍋蓋。
2. 玉米粒搗碎後用清水調成稀糊狀，倒入綠豆粥中，攪拌均勻繼續煮。
3. 煮開後改用小火再煮約 8 分盛出，放入白糖或冰糖即可食用。

# 金銀花粥

金銀花為忍冬科植物忍冬的花蕾，性寒，味甘，入肺、胃二經，具有清熱涼血的功效，適用於發熱頭痛、熱痢泄瀉等，也用於上呼吸道感染、急性扁桃體炎、急性咽喉炎等的輔助治療。這道金銀花粥是民間在熱暑時用來清熱解毒的粥品，可用來預防中暑以及各種熱毒瘡瘍、咽喉腫痛、風熱感冒等。

**材料** 金銀花 30 克，大米半杯

**調料** 蜂蜜適量

**做法**
1. 金銀花用水煎煮，取其粥濃汁。
2. 將金銀花汁與大米加適量水一養同放入鍋中，煮成稀粥即可，可生放蜂蜜調味。

**貼心提醒**：由於金銀花性寒，所以此粥不宜常食。體弱之人慎用。

# 生地粳米粥

新鮮生地即黃玄參科多年生草本植物地黃的新鮮塊根，藥用價值較高。新鮮生地具有清熱涼血的功效，常用於溫熱病熱入營血、壯熱神昏、口乾舌絳等。新鮮生地的功效與乾地黃相似，但清熱生津、涼血止血的功效更強。此粥適用於熱病傷津、煩躁口渴、舌紅口乾、虛勞骨蒸、血熱所致的吐血、鼻出血、崩漏及津虧便秘等。建議此粥溫熱服食，每日2～3次。

**材料** 新鮮生地 150 克，粳米半杯、

**調料** 冰糖適量

**做法**
1. 新鮮生地洗淨，搗爛，用紗布擠汁備用；粳米浸泡半個小時後淘洗乾淨。
2. 將粳米、冰糖放入砂鍋內，加清水煮成稀粥，再加入生地汁，改用小火，再煮沸一次即可。

# 荷葉蓮子粥

荷葉氣味清香，具有消腫減肥、清暑涼血的功效；蓮子具有升清降濁、消淤止血、清暑降熱、寬中理氣、健脾止瀉、養心益胃的功效。荷葉與蓮子都具有清熱解暑的作用，二者搭配煮製而成的粥，可清熱降火。建議此粥在夏季食用。

**材料** 乾荷葉 100 克，蓮子 80 克，大米半杯，枸杞子 2 大匙

**調料** 冰糖適量

**做法**
1. 將蓮子、枸杞子用水泡發好，備用；大米淘洗乾淨。
2. 鍋內加適量水，放入乾荷葉，用大火煮 30 分鐘左右。
3. 將荷葉撈出，放入大米，煮至半熟時放入蓮子，煮至米爛蓮子熟，再加入枸杞子，煮開。
4. 最後放冰糖攪拌均勻即可。

# 綠豆西米粥

這道粥的營養豐富，含有澱粉、纖維素、蛋白質、脂肪、多種氨基酸、維生素及多種礦物質，能很好地滿足人體的營養需求，維持人體臟器的正常功能。另外，這道粥膳具有很好的清熱功效，適用於內熱引起的咽喉腫痛、面部痤瘡及肝陽上亢等。

**材料** 西米 2 大匙，大米、綠豆各半杯，枸杞子少許

**調料** 白糖適量

**做法**
1. 將綠豆、大米用清水洗淨；西米用清水泡透。
2. 鍋中加入適量清水，燒開，加入綠豆、大米，用小火煲至大米開花。
3. 再加入西米，調入白糖，繼續用小火煲約 10 分鐘，最後加入枸杞子熬煮片刻即可。

# 三鮮粥

車前草具有利水、清熱、明目、祛痰的功效，對尿血、小便不通、水腫、熱痢、泄瀉、目赤腫痛、喉痛等病症有輔助療效。蒲公英又叫婆婆丁，有很好的藥用價值，具有清熱解毒、消腫散結的功效，可改善上呼吸道感染、眼結膜炎、流行性腮腺炎、乳腺炎、乳癰腫痛、胃炎、痢疾、肝炎，膽囊炎、急性闌尾炎、泌尿系統感染、癰癤疔瘡、咽炎、急性扁桃體炎等。車前草、蒲公英與具有清熱涼血功效的蓮藕搭配製成藥粥，對於各種熱證均有不錯的療效。

**材料** 鮮藕 100 克，車前草 50 克，蒲公英 50 克，粳米 4 大匙

**調料** 冰糖適量

**做法**
1. 先將鮮藕洗淨、搗爛，用紗布包裹絞汁，備用。
2. 將車前草、蒲公英沖洗乾淨放入砂鍋中，加適量水煎熬 30 分鐘，濾去藥渣，加入淘洗乾淨的粳米，以小火煮粥。
3. 粥將熟時，放入藕汁、冰糖繼續煮至粥熟即可。

# 散寒粥

散寒也稱溫裡，散寒是指治療裡寒證，即《內經》所說的「寒者溫之」。溫裡散寒法是運用溫熱性質的方藥，以達到祛除寒邪和溫養陽氣目的的治療方法。現代醫學在臨床上根據寒邪所在部位的不同以及人體正氣盛衰程度的差異，溫裡散寒法在應用上又可分為溫中祛寒、溫化痰飲等治法。

凡以溫熱藥物或食物為主組成的具有溫中散寒、溫經散寒作用且能祛除臟腑經絡寒邪、治療脾胃虛寒、經脈寒凝及等裡寒證的一類粥膳，統稱為溫裡散寒類粥膳。

裡寒包括兩個方面：一為寒邪內侵，陽氣受困，表現為嘔逆瀉痢、胸腹冷痛、食欲不佳等，必須溫中祛寒；一為心腎虛，陰寒內生，表現為汗出、惡寒、口鼻氣冷等亡陽症，必須益火扶陽。

外寒內侵，如有表證未解的，應適當配合解表藥粥同用。夏季天氣炎熱，此類藥粥宜酌量服用。散寒藥粥適應病症不同，須辨證選擇相適應的藥粥進行食療。散寒類藥粥可用於真寒假熱之症，對真熱假寒病症不可應用。

若是真寒假熱，服祛寒藥粥後出現嘔吐現象，可採用冷服之法。散寒藥粥性溫燥烈，容易耗損陰液，助邪火，故陰虛火旺、陰液虧少者應慎用，個別藥粥孕婦要忌用。用於製作散寒藥粥中的某些藥物，如附子、肉桂等，應用時須注意用量、用法及注意事項。

# 防風蔥白粳米粥

防風、蔥白皆具有溫裡散寒的作用。防風為傘形科植物防風的根，味辛、甘，性溫，入膀胱、肺、脾經，具有解表、祛風、利濕、止痛之功效，對於外感風寒、頭痛、目眩、項強、風寒濕痹、骨節酸痛、四肢攣急、破傷風等均具有較好的輔助治療作用。

蔥白辛散溫通，外能發汗解表，內可通達陽氣，但因藥力稍弱，多用於風寒外感及陰盛格陽症的輔助治療。此粥可祛風散寒、解表止痛，適用於風寒感冒、發熱、胃冷、惡風、自汗、頭痛、身痛、風寒濕痹、骨節酸楚、腸鳴泄瀉等。此粥每日 1 ～ 2 次，建議空腹溫熱服食。

**材料**　防風 10 ～ 15 克，蔥 2 根，粳米半杯

**做法**
1. 將防風、蔥白加適量水共同煎湯，去渣，取藥汁，粳米淘洗乾淨。
2. 粳米與適量水一同放入鍋中煮成粥。
3. 待粥將熟時加入藥汁煮約 10 分鐘即可。

# 花椒粳米粥

花椒為芸香科灌木或小喬木植物青椒或花椒的果皮，具有較好的溫裡散寒作用。花椒味辛，性熱，歸脾、胃經，具有除濕散寒、溫中止痛等功效，主要用於中焦虛寒、吐逆腹瀉、寒濕泄瀉等的輔助治療。這道花椒粳米粥具有溫中散寒、除濕止痛及殺蟲功效，也可用於脘腹冷痛、嘔吐、泄瀉或蛔蟲引起的腹痛、嘔吐等的食療。

**材料** 粳米半杯，蔥末、薑末各適量

**調料** 花椒粉 1 小匙，鹽少許

**做法**
1. 粳米淘洗乾淨，與適量水一同放入鍋中熬煮成粥。
2. 將蔥末薑末、鹽加入粥中，調勻後稍煮一會兒，趁熱撒入花椒粉即可食用。

# 茴香粳米粥

小茴香又叫茴香，是傘形科植物茴香的成熟果實，是一種很好的散寒類藥物。小茴香味辛，性溫，歸腎、膀胱、胃經，具有溫腎散寒、和胃理氣、清熱解毒等功效，能改善脘腹肝滿、寒疝腹痛等。這道粥具有健胃、助消化的作用，可以幫助長期食用肉食或者飲食不正常的人群恢復胃動力。

**材料** 粳米半杯，小茴香 1 大匙

**調料** 鹽少許

**做法**
1. 將小茴香放入砂鍋內，加適量清水煮，去渣，留取湯汁。
2. 將粳米淘洗乾淨，與茴香湯汁、鹽一同放入鍋中煮粥，煮至粳米熟爛即可。

# 解表粥

解表即汗法，能解除在表之邪，即服用有發汗作用的藥物或食物，通過發汗來解除表邪，解表以解除表證為目的。凡以解除表證為主要作用的藥物和食物製成的藥粥，統稱為解表類養生粥膳。

中醫所說的表證，相當於現代醫學所說的上呼吸道感染，中醫稱為風寒感冒和風熱感冒。解表粥膳根據其所用原料的性能和臨床功效的不同，可分為發散風寒和發散風熱兩種類型。發散風寒適用於風寒表證（即風寒感冒），發散風熱適用於風熱表證（即風熱感冒）。

所謂表證是指病在淺表。表證的症狀包括：惡寒、發熱頭痛、無汗或有汗、鼻塞、咳嗽、舌苔薄白、脈浮等。表證與現代醫學所列的上呼吸道感染及傳染病初期症狀基本相同。

這粥膳常用的食物與藥材包括：蔥、香菜、豆豉、胡椒、麻黃、白芷、桂枝、防風、金銀花、荊芥、辛夷、薄荷、菊花、柴胡、葛根等。

由於患有表證者往往食欲不振、噁心嘔吐，所以解表類粥膳宜清淡、易消化，切忌油膩、燥熱。食用解表類粥膳一定要對症，選用時應根據適用範圍選擇適合自己症狀的藥粥，以免「粥不對症」。

患有表證時，應避免食用作用相反的藥粥，以免不能及時解除病邪，纏綿難愈，甚至變生他病，如用杏、檸檬、烏梅等酸澀食品製作的藥粥。解表類藥粥還要注意不可過量或長期食用，中病即止，以免汗出太多損傷津液和陽氣，影響健康。

## 薄荷粳米粥

薄荷是一種常見的解表類藥物，具有辛涼疏散、質輕上浮的特點，可解表透疹、清利頭目、疏肝解鬱，對於風熱感冒、麻疹初起、風熱上攻引起的咽喉痛、頭痛、目赤及肝鬱氣滯等均有較好的輔助治療作用。這道粥具有疏散風寒的功效，可解緩風熱感冒引起的發熱惡風、頭目不清、咽痛口渴等。建議空腹服用此粥。

**材料** 薄荷 5 克，粳米半杯

**做法**
1. 粳米淘洗乾淨，與適量水一同放入鍋中煮成粥。
2. 將熟時，放入薄荷，再煮幾沸，有香氣散出即可。

## 清熱發汗粥

荊芥、麻黃、葛根、蔥白、生薑均是功效優異的解表類藥物，能有效解除表證。荊芥具有解表散寒、透疹的功效，對感冒、頭痛、麻疹、風疹、瘡瘍初起均有輔助治療作用；麻黃可發汗散寒、宣肺平喘、利水消腫；葛根具有解表退熱的功效；蔥白、生薑皆具有解除表證的作用；梔子為清熱類藥物，能改善身體因外感風寒而發熱的症狀。

這道粥可祛風清熱，可改善外感寒邪、內有蘊熱而引起的惡寒、發熱、頭痛、身痛、無汗、口渴、喜飲、舌紅苔黃等。建議空腹食用此粥，服後蓋被臥床，待略微出汗即可。

**材料** 豆豉、荊芥、麻黃、梔子各 10 克，葛根、生石膏各 15 克，蔥白 7 根，生薑 10 克，粳米半杯

**做法**
1. 將豆豉、荊芥、麻黃、梔子、葛根、生石膏、蔥白、生薑加適量水共同煎汁，去渣，取汁備用。
2. 粳米淘洗乾淨，與做法 1 中的汁液一同放入鍋中煮粥即可。

# 去濕粥

濕有兩層含義：一是指有形的水分滯留在體內，形成水腫，尤其是下肢水腫較明顯，應該多服利水滲濕藥粥，以消除水腫；濕也指痰飲，黏稠的液體為痰，如慢性支氣管炎就會有大量痰液積留，另外，胃炎也會引起水分或分泌物在胃內積留，而體腔內的異常液體如胸水、腹水等都屬於痰飲，應適當配合具有利水滲濕功效的粥膳加以調理。

濕邪可致病，其可分為外濕和內濕兩種類型。外濕是指濕邪侵入肌表所致，症狀為惡寒發熱、頭脹腦重、肢體浮腫、身重疼痛等，多屬肌表經絡之病；內濕是指濕從內生，症狀為胸痞腹滿、嘔惡黃疸、泄痢淋濁、足跗浮腫等，多屬於臟腑氣血之病。

製作利濕類粥膳常用的食材有：赤小豆、薏米、蘿蔔、豆芽、木耳、紫菜、海帶、洋蔥、香蕉、番茄、黃瓜、澤瀉、茯苓、藿香、蒼術、茵陳、車前子等。

患濕邪的病人，飲食應以清淡為主，不宜進食高脂肪食物，不宜食用高嘌呤食物，不宜過多服用刺激性強的食物，不宜過多食用過酸、過鹹的食物。由陰虧液少引起的病症不宜服用利濕類粥膳。

水濕壅盛病症的人宜選用高蛋白、高維生素及容易消化的食物製作粥膳。患脾虛水腫時，不能只強調利濕，而應以健脾為主。

## 利水消腫粥

薏米、赤小豆都具有良好的利水、除濕、消腫作用，與具有清熱安神作用的蓮子及具有美容瘦身功效的銀耳搭配製成養生粥膳，有利水消腫的作用。這道利水消腫粥不僅可以幫助減輕人體水腫症狀，同時還具有補養氣血的功效。

**材料** 薏米、赤小豆、蓮子各適量，銀耳 50 克

**調料** 白糖少許

**做法**
1. 全部材料均用清水泡發張開，洗淨，備用。
2. 鍋中先放入薏米、赤小豆、蓮子煮至熟爛，再加入銀耳一起烹煮至熟，加入白糖略拌調味，即可盛出。

## 蠶豆粥

蠶豆含有蛋白質、脂肪、碳水化合物、B 群維生素、煙酸及鈣、磷、鐵、鉀等多種礦物質，還含有豐富的膳食纖維。常吃蠶豆對減肥、消水腫有一定作用。中醫認為，蠶豆具有益脾、健胃和中、利濕的功效。這道蠶豆粥可利濕、消腫、減肥，是減肥人士的理想食物。

**材料** 蠶豆、粳米各 1 杯

**調料** 紅糖適量

**做法**
1. 粳米淘洗乾淨，用適量清水浸泡半小時，撈出，瀝乾；蠶豆用開水浸泡，泡軟後剝去外皮，沖洗乾淨。
2. 蠶豆放入鍋中，加適量水熬煮。
3. 蠶豆鍋中水煮開後加入粳米，待再次煮開後改用小火續煮約 45 分鐘。
4. 米爛豆熟時加紅糖，攪拌均勻，再稍燜片刻，即可。

第 5 章

# 適合不同人群的粥膳

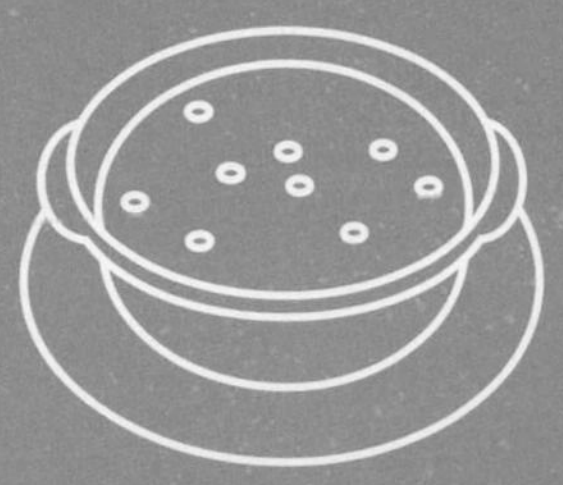

不同年齡者、不同職業者，對養生的需求是不盡相同的。因此，不同的人群應選擇不同的養生方式。就粥膳養生而言，每個人群都應根據各自的特點選用不同的粥膳。如果盲目食用，不加以科學選擇，不但不利於養生，反而可能危害健康。

# 適合孩子吃的粥

兒童階段，廣義的說法是指從出生到 12 歲這段時期。這個階段又可分為新生兒期、嬰兒期、幼兒期、學齡前兒童期、兒童期這五個時期。每個階段，兒童的生理特點都有所不同，因此應根據兒童發育的不同階段選擇適當的養生方法。

**新生兒期**：身體增長迅速，患病時反應較差，因此在飲食、保暖等方面要做好日常護理。

**嬰兒期**：發育迅速，但臟腑嬌嫩，抗病能力較差，易患病。在飲食上要多加注意。幼兒期：應注意斷母乳時的合理餵養，防止各種小兒急性傳染病的發生。學齡前兒童期：體格的迅速生長轉到神經、精神的迅速發育，抗病能力逐漸增強，與外界接觸也較多，對新鮮事物越來越感興趣。這時要做好精神上的調護。

**兒童期**：體重增長加快，肺功能逐漸穩定，對各種傳染病抵抗力也漸漸增強。此時兒童所患的疾病基本接近成人，腎炎、哮喘等病較多見，應注意防護。

兒童的病機往往具有易虛、易實、易寒、易熱的特點。易感染時行病、疫毒，也易患呼吸道及胃腸道疾病，如不及時醫治，會出現壯熱、驚搐、神昏等症狀。

適合製作兒童養生粥膳的食材有：番茄、菠菜、綠花椰菜、胡蘿蔔、牛奶、雞蛋、雞肉、畜肉、燕麥、薏米、核桃、紅棗、蘋果、山楂等。

兒童正處於發育階段，應注意各種營養的均衡攝取，蛋白質、維生素、碳水化合物、脂肪酸等營養成分都應適量攝入。但由於兒童的消化系統器官較稚嫩，因此，必須保證食物容易消化吸收。

蔬果營養豐富又易於吸收，要鼓勵孩子多吃一些。不過，應避免讓孩子習慣攝取過甜、過鹹、過辣及油炸的食物。另外，用補品製成的粥膳兒童要慎用。

## 菠菜肉末粥

一般的動物瘦肉都含有優質的蛋白質和人體必需的脂肪酸，能較好地滿足兒童生長發育的需求。經常食用瘦肉可促進人體對鐵的吸收，改善缺鐵性貧血。

菠菜含有葉酸、鐵等營養物質，與瘦肉搭配煮粥，其補鐵功效更為顯著。患有缺鐵性貧血的兒童可常食此粥，以達到補鐵的目的。半歲以上的寶寶適量吃些肉粥，對於均衡營養、生長發育也非常必要。

**材料** 瘦肉 100 克，菠菜 1 棵，米飯 1 碗

**調料** 高湯適量

**做法**
1. 瘦肉切碎，備用。
2. 菠菜洗淨，切成末，備用。
3. 米飯用高湯煮成粥，再放入肉末同煮。
4. 最後放入菠菜末，煮熟即可。

**貼心提醒**：多食豬肉易助熱生痰、動風作濕。因此，外感風寒及疾病初癒的兒童忌食此粥。

## 雞蛋牛奶粥

這道粥營養十分豐富，含有大量的蛋白質、碳水化合物、纖維素、卵磷脂、維生素及多種礦物質等，十分適合成長發育中的兒童食用，能滿足其對營養的需求。此粥有恢復視力及促進腰部和下半身健康發育的功效，適合處於發育中的兒童食用。

**材料** 大米適量，燕麥 1 大匙，雞蛋 1 個，牛奶 3 小匙，丹參 1 小匙

**做法**
1. 大米淘洗乾淨，加適生量水浸泡 30 分鐘；雞蛋磕開，取蛋黃；丹參用紗布袋包起來。
2. 鍋中加水燒開，將大米、燕麥及丹參放入鍋中，熬煮成粥。
3. 在粥中加入牛奶拌勻，再放入蛋黃稍煮片刻即可。

# 青菜大米粥

青菜營養豐富，富含多種維生素及礦物質，不僅能滿足人體的營養需求，而且其中所含的維生素A對兒童的視力有益。此粥黏稠適口，含有蛋白質、碳水化合物、鈣、磷、鐵、維生素C及維生素E等多種營養素，更適宜處於快速成長中的嬰幼兒食用。

材料　大米1碗，青菜（菠菜、油菜或小白菜的葉子）適量

做法
1. 將青菜洗淨，放入開水鍋內煮軟，切碎，備用。
2. 將大米洗淨，用清水浸泡1～2小時，放入鍋內，煮30～40分鐘，在停火之前加入切碎的青菜，再煮10分鐘即成。

**貼心提醒**：嬰幼兒食用的粥膳在製作中一定要煮爛，菜要切碎、煮軟。

# 碎米肉鬆粥

大米營養豐富，主要成分是碳水化合物、蛋白質、脂肪、纖維素，還富含多種人體所需的其他微量元素。中醫認為，大米具有健脾和胃、理氣和中、補中益氣的功效，還能養血生津、止消渴、健脾胃。

大米搭配肉鬆，能很好地補充人體對營養的需求，尤其適合兒童病後恢復體力之用，病後體弱、食量少、肢體乏力的兒童可常食此粥。

材料　豬肉鬆、大米各適量

做法
1. 將大米放入磨臼內，用　麵杖搗碎，淘洗乾淨，煮成粥。
2. 把粥盛入碗內，放入肉鬆，拌勻即可。

## 牛奶玉米粥

根據現代營養學的觀點，這道牛奶玉米粥含有豐富的優質蛋不同白質、脂肪、碳水化合物、鈣、磷、鐵及多種維生素等營養成分，其營養豐富而全面，是一道理想的兒童粥膳。

**材料** 牛奶 1 杯，玉米粉 3 大匙，鮮奶油 1 大匙

**調料** 奶油、鹽、碎肉豆蔻各少許

**做法**
1. 將牛奶倒入鍋內，加入鹽和碎肉豆蔻，用小火煮開。
2. 撒入玉米粉，用小火再煮 3 ～ 5 分鐘，並用湯匙不停攪拌，直至變稠。
3. 將玉米粥倒入碗內，加入奶油和鮮奶油，攪勻，晾涼。

## 金針菇糯米粥

金針菇中含鋅量比較高，有促進兒童智力發育和健腦的作用並能有效增強機體的生物活性，促進體內新陳代謝，有利於食物中各種營養素的吸收和利用，對生長發育也大有益處。此粥尤其適合氣血不足、營養不良的老人和兒童食用，能提高兒童智力，促進兒童生長發育，適用於兒童發育遲緩、智力低下等症。建議空腹服用此粥，每日 2 次。

**材料** 金針菇 50 克，糯米半杯

**調料** 鹽適量

**做法**
1. 金針菇洗淨；糯米淘洗乾淨。
2. 金針菇放入開水鍋中汆燙至熟。
3. 另起一鍋，將糯米與適量水放入鍋中煮粥，將熟時放入蔥花、鹽攪拌均勻，最後放入金針菇，再燜一會兒即可。

**貼心提醒**：脾胃虛寒者不宜食用此粥。

# 適合孕產婦吃的粥

女性懷孕後，其生理機能便發生重大變化，胎兒的生長使母體血容量增加，乳房和子宮開始增大，營養的攝取量也大大增加。若營養不足，會影響胎兒的生長發育。

產褥期女性，由於產後失血，元氣大虧，加之哺乳，應補充大量營養，促進產婦身體早日恢復健康，同時也有利於嬰兒的生長發育，正如民間素有的「產後宜補」的說法。由於每個人體質不同，粥膳進補的方式、分量也會不同。因此，要依照個人體質調配膳食，搭配營養價值高的食材，提供坐月子女性所需之營養，幫助迅速恢復元氣。

女性懷孕期間，如果飲食營養不合理，不注意孕期養生，會影響胎兒發育，嚴重者還可導致流產、早產、難產、死產、胎死腹中等危險。

產後的女性身體需要一個復原的階段。在此階段裡，身體常會出現以下不適：胃口不開、產後出血、虛弱、乳汁不足、惡露不淨或不下、水腫、腹痛、便秘、痛風等。

**孕早期**：香蕉、無花果、菠菜、草莓、青辣椒等。

**妊娠中後期**：魚、肉、蛋、豆製品、海產品（螃蟹除外）、肉骨湯及各種新鮮蔬菜等。

**產後**：赤小豆、黃花菜、馬鈴薯、香菇、紅棗、胡蘿蔔、白蘿蔔、菠菜、油菜等。

妊娠早期，應盡量選擇清淡平補之品。嘔吐時，應多吃蔬菜、水果等呈鹼性的食物。妊娠中後期，應選擇富含蛋白質、鈣及維生素的食物，要避免偏食，如果糖和脂肪過多，易使胎兒巨大，導致難產或產後出血；飲食不宜過鹹，以免引起水腫。

產後調補宜清淡且易消化，不宜過度肥膩辛香，以免膩胃滯脾，同時忌生冷。若乳汁分泌不足，可增加催乳膳食，若氣血不足致使乳汁分泌減少，則應調補氣血，氣血充沛，乳汁自然旺盛。

女性懷孕期間，如果飲食營養不合理，不注意孕期養生，會影響胎兒發育，嚴重者還可導致流產、早產、難產、死產、胎死腹中等危險。產後的女性身體需要一個復原的階段。在此階段裡，身體常會出現以下不適：胃口不開、產後出血、虛弱、乳汁不足、惡露不淨或不下、水腫、腹痛、便秘、痛風等。

# 鰱魚小米粥

鰱魚具有溫中益氣、暖胃補氣、利水止咳、滋潤肌膚的功效，適用於脾胃虛弱、水腫、咳嗽、氣喘等症，尤其適合胃痛、腹水、產後缺乳的女性及咳嗽患者食用。絲瓜仁則能通經絡、行血、下乳汁、改善大小便下血和月經過多等。小米能補益中氣，是產婦的理想食物。三者搭配煮製的粥膳具有通經下乳的功效，可改善產後少乳。

**材料** 活鰱魚 1 條，絲瓜仁生 10 克，小米半杯

**做法**

1. 小米淘洗乾淨，與適量水一同放入鍋中煮成粥。
2. 鰱魚整條處理乾淨備用。
3. 待鍋中水沸時，將整條魚及絲瓜仁放入鍋中再煮，約 15 分鐘即可。

# 竹菇暖薑粥

竹菇，味甘、鹹，性寒，無毒，可行血、化淤。中醫認為，生薑能改善傷寒、頭痛、鼻塞、咳嗽氣逆等，止嘔吐，祛痰降氣。二者與大米搭配煮粥，可行血、化淤、止嘔，特別適合懷孕初期的女性食用，同時也適用於肺熱咳嗽等症。此粥黏稠清香，是孕期的理想食物。

**材料** 竹菇 15 克，大米半杯，生薑適量

**做法**

1. 將竹菇洗淨，放入砂鍋內，加水煎汁，去渣。
2. 生薑去外皮，用清水洗淨，切成細絲。
3. 大米淘洗乾淨，直接放入洗淨的鍋內，加適量清水，置於火上，大火煮沸。
4. 將生薑絲加入粥鍋中，粥將熟時，加入竹菇汁，再次煮沸即成。

## 阿膠雞蛋粥

阿膠具有很好的滋腎補血功能，可輔助治療虛勞消瘦、痰中帶血及女性月經不調、產後血虛、崩漏帶下等，特別適合女性食用，尤其是懷孕期間的女性。阿膠與雞蛋、糯米合用煮制的粥膳具有養血安胎的功效，適用於妊娠胎動不安、小腹墜痛、胎漏下血、先兆流產等，是孕婦安胎保健佳品。

**材料** 雞蛋 2 個，阿膠 30 克，糯米半杯

**調料** 熟豬油、鹽各適量

**做法**
1. 將雞蛋打入碗內，打散；糯米淘洗乾淨，用清水浸泡 1 小時；阿膠用黃酒浸泡 24 小時，充分發開。
2. 鍋內放入清水，燒開後加入糯米和阿膠，待水再沸，改用小火熬煮至粥成，淋入雞蛋，待兩三沸後再加入幾滴豬油、鹽，攪勻即成。

**貼心提醒**：此粥應間斷服用，連續服用易致胸滿氣悶，脾胃虛弱及陽氣不足者不宜食用。

## 花生豬蹄小米粥

豬蹄含有蛋白質、脂肪、碳水化合物、鈣、磷、鐵、維生素 A、B 群維生素、維生素 C 和豐富的膠原蛋白等營養成分，具有補血、養顏、通乳的功效。豬蹄與花生、小米等搭配製作的粥膳，其營養價值與藥用功效更佳。這道花生豬蹄小米粥可助養血下乳，能改善產後缺乳。

**材料** 豬蹄 2 個，花生、小米各半杯，香菇 15 克

**做法**
1. 豬蹄處理乾淨後與適量水一同放入鍋中，煮至軟爛，去蹄取汁。
2. 小米淘洗乾淨，與花生、豬蹄汁一同放入鍋中，粥成後放入香菇稍煮約 5 分鐘即可。

## 蓮子紫米粥

蓮子能提供熱量和多種營養素，滋補效果佳，能幫助快速恢復氣力，增益體能，可作為分娩之後的初產婦坐月子調理的滋補品。紫米營養價值高，能改善便秘、強壯骨骼。二者與米豆一起煮粥，可強健身體，補益中氣。

**材料** 蓮子 1 杯，紫米 2 杯，米豆 1 杯

**調料** 紅糖半杯

**做法**
1. 紫米淘洗乾淨，與適量水一同放入鍋中，以大火煮開。
2. 蓮子、米豆洗淨，瀝乾後加入粥生中，待水沸後轉小火煮至米粒軟透，加紅糖續煮 2 分鐘，邊煮邊攪拌，熄火後再燜 5 分鐘即成。

**貼心提醒**：紫米不易消化，腸胃虛弱、消化功能差的人不可多吃此粥。

## 烏雞糯米粥

烏雞肉質鮮美，皮薄肉嫩，含有多種營養成分，蛋白質含量高，氨基酸種類齊全，還富含維生素與微量元素，膽固醇含量特別低，是孕婦理想的營養補品。糯米含有蛋白質、脂肪、碳水化合物、鈣、磷、鐵及 B 群維生素等物質，有補虛、補血、暖脾胃的功效，對脾胃虛寒引起的噁心、食欲不振及氣虛引起的氣短無力、妊娠腹部墜脹等症均有輔助療效。這道烏雞糯米粥有補氣養血、安胎止痛的功效，可改善氣血虛弱所致的胎動。

**材料** 烏雞腿 1 個，糯米 3 大匙，蔥絲適量

**調料** 鹽適量

**做法**
1. 烏雞腿洗淨、切塊，放入沸水鍋中汆燙，撈出，洗淨，瀝水。
2. 將烏雞腿放入湯鍋中，加適量水，以大火煮熟後，轉小火燉煮 20 分鐘，放入糯米同煮，再次煮沸後，轉小火煮至糯米軟爛。
3. 加入蔥絲、鹽，蓋上鍋蓋燜一下即可。

# 適合中老年人吃的粥

中老年人由於肝血和腎精虧損，陰陽失衡，其病理特點為：肝腎虧損、腦髓失養、氣血失調、經脈淤阻。因此，中老年人常易患以下病症：冠心病、高血壓、動脈硬化、肥胖症、糖尿病、慢性支氣管炎、肩關節炎、慢性腰腿痛、中老年性關節炎、便秘、白內障、骨質疏鬆、腦血管疾病等。

製作中老年人粥膳常用的食物與藥材包括：茯苓、玉竹、黃芪、菠菜、韭菜、豆製品、蘆筍、芝麻、畜肉、禽類、魚、蝦、牛奶、水果、稻米、小麥、玉米、小米、高粱、蕎麥、綠豆等。

中老年人由於肝血和腎精虧損，陰陽失衡，其病理特點為：肝腎虧損、腦髓失養、氣血失調、經脈淤阻。因此，中老年人常易患以下病症：冠心病、高血壓、動脈硬化、肥胖症、糖尿病、慢性支氣管炎、肩關節炎、慢性腰腿痛、中老年性關節炎、便秘、白內障、骨質疏鬆、腦血管疾病等。

無論是治病還是養生，都以求得陰陽的相對平衡協調為目標，增強免疫功能是保持陰陽平衡的根本。有益於中老年人的養生，應少吃肥肉、多吃魚和含植物蛋白質和多種維生素的食物。多吃綠色食物，多吃粗糧，適量食用大蒜，注意飲食的合理搭配。少吃鹽，少喝咖啡，控制酒量，戒煙。養成規律的生活起居習慣，堅持少食多餐的原則。

# 燕麥薏米白果粥

白果又名銀杏，生吃會中毒，熟食可改善尿頻及氣喘，增強元氣。豆漿所含的異黃酮為抗氧化物，能清除人體內的自由基，有效預防動脈硬化。薏米有健脾、去濕、利尿的功效，可增強腎上腺皮脂功能，提升白細胞和血小板量。這道燕麥薏米白果粥十分適合中老年人食用，對中老年人的身體健康很有益處。

材料　燕麥半杯，薏米半杯，白果 1 大匙，豆漿適量

做法
1. 燕麥、薏米分別洗淨，用清水浸泡約 1 小時，備用。
2. 鍋內放入豆漿、燕麥和薏米，用大火煮開。
3. 再改用小火，加入白果慢慢燉煮至粥稠、白果熟軟即可。

# 荔枝桂圓雙米粥

荔枝具有補腦健身、強心健肺等功效，十分適合心臟及肺衰荔枝桂圓雙米粥弱的中老年人食用。桂圓有壯陽益氣、補益心脾、養血安神、潤膚美容等多種功效，可改善貧血、心悸、失眠、健忘、神經衰弱及病後身體虛弱等。糙米能平衡血糖，促進腸胃蠕動，對中老年人的健康較有益。常吃這道荔枝桂圓雙米粥，有助於中老年人的身體健康，還能潤澤皮膚、延緩衰老。

材料　糙米半杯，糯米 3 大匙，荔枝肉、桂圓肉各適量

調料　白糖適量

做法
1. 糯米淘洗乾淨，用清水浸泡 1 小時；糙米淘洗乾淨，用清水浸泡 2 小時；荔枝肉、桂圓肉洗淨備用。
2. 糙米、糯米放入鍋中加適量水煮開，加荔枝、桂圓、少許白糖，再煮開，改小火煮 40 分鐘即成。

## 豆豉油條粥

豆豉有解毒、除煩、宣鬱的功效，對骨質疏鬆症、高血壓、糖尿病等老年人多發病有較好的食療作用。胡蘿蔔所含的營養成分能抵抗心臟病、中風、高血壓及動脈粥樣硬化等老年人常患病症。番茄有減血壓、保護心血管、延緩衰老等功效。這道豆豉油條粥可在一定程度上預防高血壓、糖尿病、骨質疏鬆等老年人多發病，還能有效清除人體內的自由基，在一定程度上起到延緩機體衰老的作用。

**材料** **A**：大米半杯，薑末少許
**B**：油條 1 根，小番茄、胡蘿蔔、花生、豆豉各適量

**調料** 高湯 2 碗，鹽 1 小匙

**做法**
1. 油條切絲；小番茄洗淨，一切兩半；胡蘿蔔洗淨切條，放入沸水鍋中汆燙，備用。
2. 大米淘洗乾淨，加水熬成稠粥。
3. 另起鍋，放入高湯，下入薑末，上大火煮沸，再下入稠粥、材料 **B** 及鹽，攪拌均勻，見粥煮滾，出鍋裝碗即可。

## 牛奶蜜棗粥

蜜棗是紅棗製成的果脯，包含了紅棗的營養與功效。紅棗所含的蘆丁，可軟化血管、降低血壓，還能在一定程度上預防高血壓病。紅棗則能促進白細胞的生成，降低血清膽固醇的含量，提高血清白蛋白，保護肝臟。紅棗還能提高人體免疫力。牛奶富含鈣質，能補充人體鈣質。這道牛奶蜜棗粥對中老年人的身體健康很有好處，對中老年人骨質疏鬆及貧血等有一定的食療作用。

**材料** 粳米半杯，牛奶 2 杯，蜜棗 15 個

**調料** 蜂蜜 2 大匙，澱粉 1 大匙

**做法**
1. 粳米淘洗乾淨，用清水浸泡 30 分鐘；蜜棗洗淨，去核，備用；澱粉用清水調成糊。
2. 牛奶倒入砂鍋，大火煮沸。
3. 牛奶中放入粳米、蜜棗和澱粉糊，邊煮邊拌，煮成粥後加入蜂蜜拌勻即可。

# 適合體力勞動者吃的粥

由於身體的活動較多，肌肉、骨骼活動頻繁，身體代謝旺盛，能量的消耗也較多。有些體力勞動者工作的環境較惡劣，如處在高溫、高濕、粉塵的環境中，對身體危害均較大，有時還會接觸有毒物質，嚴重威脅健康。

不同工種的勞動者在進行生產勞動時，身體需保持一定體位，採取某個固定姿勢或重複單一的動作，局部筋骨肌肉長時間處於緊張狀態，負擔沉重，久而久之可引起勞損。通過適當的飲食調理，可以改善這些因素對身體的損害。

由於具體工作內容及勞動強度各有差異，因此，易患的病症也有所不同。如：彎腰多可能造成腰肌勞損；站多了會下肢靜脈曲張；久坐可能引起消化不良。另外，重體力勞動者易患骨質增生，主要表現為：受累關節疼痛、腫脹、積液、僵硬及活動障礙。

適合體力勞動者養生的食材有：各種水果和蔬菜、母雞、當歸、黃芪、牛肉、紫菜、人參等。

飲食中要注意熱量和水分的補充。在有毒環境中工作的人應注意增加蛋白質的攝入，因為蛋白質不但能滿足人的身體需要，還能增強人體對各種毒物的抵抗力，如工作中接觸汞等有害物質。

同時，還要注意維生素的補充，尤其是水溶性維生素。由於體力勞動者出汗較多，水溶性維生素會隨汗液流失，如果不及時補充就會出現維生素缺乏症狀，引發疾病。

# 什錦滋味粥

腰果具有強身健體、提高機體抗病能力的作用，常食可恢復體力。栗子能增進食欲，具有補腎、強壯筋骨的功效，非常適合體力勞動者食用。白果具有益脾氣、定喘咳、縮小便的功效。這道什錦滋味粥由多種材料製成，營養豐富而全面，是體力勞動後恢復體力、強健筋骨的理想粥膳。

**材料** 大米1碗，腰果、栗子肉、去心白果各1大匙，圓白菜粒、冬菇粒、胡蘿蔔粒各少許，薑絲適量

**調料** 鹽適量

**做法**
1. 大米淘洗乾淨，用水浸透，瀝乾，以少許油、鹽拌勻。
2. 煮滾水後，放入大米、腰果、栗子、白果，煮滾後再煲10分鐘，之後改小火再煲1小時。
3. 粥煲至軟爛時，放入圓白菜粒、冬菇粒、胡蘿蔔粒和薑絲調味，再煲5分鐘即可。

# 排骨糙米粥

排骨富含蛋白質、脂肪、維生素、鐵、鈣等營養素，能增強骨髓造血功能，從而起到強身健體、延緩衰老的作用。蝦皮的營養豐富，常食可提高食欲。糙米富含碳水化合物、B群維生素、維生素E等營養成分，可為身體提供能量，還可提高人體免疫力，促進血液迴圈。這道排骨糙米粥，可強健身體，為人體提供充足的熱量。

**材料** 蝦皮1大匙，排骨300克，糙米2杯，蔥1根

**調料** 鹽適量

**做法**
1. 糙米用清水浸透2小時後淘洗乾淨，加適量水熬煮成粥。
2. 排骨入沸水中汆燙，撈起，備用；蝦皮擇淨雜質，沖淨；蔥洗淨，切蔥花。
3. 將排骨放入鍋中，再加入蝦皮，粥鍋以大火煮沸，再轉小火煮至米粒軟透、排骨熟爛，加鹽調味，最後撒入蔥花即可。

# 瘦肉玉米粥

玉米含有多種營養成分，如亞油酸、卵磷脂、維生素 E、維生素 $B_1$、維生素 $B_2$、維生素 $B_6$ 等，是對人體十分有益的健康食品，常食玉米可增強人的體力和耐力。豬肉富含脂肪、蛋白質、碳水化合物、維生素等營養成分，能很好地滿足人體所需的營養與能量。

**材料** 玉米粒 1 杯，豬瘦肉 100 群克，雞蛋 1 個，蔥花少許

**調料** **A**：澱粉 1 小匙，料酒少許

**B**：鹽 1 小匙

**做法**

1. 玉米粒淘洗乾淨，用清水浸泡 6 小時；豬肉洗淨，生切片，加入調料 **A** 醃漬 15 分鐘；雞蛋打入碗中，攪拌均勻，備用。
2. 玉米粒撈出，瀝乾水分，下入鍋中，加適量清水，大火燒沸，轉小火，蓋 2/3 鍋蓋，慢煮約 1 小時。
3. 將醃漬好的肉片下入玉米粥內，煮 5 分鐘，再淋入蛋液，加入調料 **B**，調好口味，撒上蔥花即可。

# 火腿雙米粥

火腿、玉米、雞蛋均是補充營養的理想食物，含有較多熱量，是體力勞動者的首選之品。這道火腿雙米粥含有蛋白質、脂肪、碳水化合物、維生素、礦物質及多種氨基酸等成分，能保證人體的營養均衡，維持人體器官功能的正常運轉，還能提供人體所需的能量，適合體力勞動後恢復體力之用。

**材料** 大米半杯，火腿 50 克，罐裝玉米半杯，雞蛋 1 個，蔥半根

**做法**

1. 大米淘洗乾淨，用清水浸泡 30 分鐘；火腿切成粒狀；雞蛋打入碗中攪勻成蛋汁；蔥洗淨，切末。
2. 大米加水，用大火燒開後改小火慢熬成粥。
3. 粥內淋入蛋汁，加入玉米粒和火腿粒拌勻，最後撒上蔥末即可。

# 適合用腦過度者吃的粥

大腦長期處於緊張狀態，就會增加腦血管的緊張度，常出現腦供血不足，從而產生頭暈頭痛的症狀。由於腦力勞動者經常晝夜伏案，久而久之，還易產生神經衰弱症候群。

由於腦力勞動者長期承受單一姿勢的靜力性勞動，因此常使肌肉處於持續緊張的狀態，易致氣血凝滯，可誘發多種疾病。

我國古代著名醫學家孫思邈認為：不宜多思、多念。因為多思則神殆，多念則志散。因此，做事要講求適可而止，避免過度用腦。科學用腦有益於身心健康，如果無節制地增加大腦的負擔，超出了大腦的承受能力，大腦就會不適，甚至引發病症。

腦力勞動者如果用腦過度，往往會引起下列病症：神經衰弱、頭暈耳鳴、心煩不適、睡眠不實、呼吸不暢、尿頻、尿急、遺精、陽痿、高血壓、冠心病等。

腦力勞動者的養生粥膳常用的食物和藥材包括：核桃、芝麻、桂圓、荔枝、桃仁、松子、木耳、黃花菜、香菇、豬腦、豬心、蜂蜜、黃豆、水產魚類、黃鱔、天麻、川芎等。

注意對腎臟的養護。中醫認為，腎主骨生髓，腎腦相通。腎的功能正常，腦才能正常思考問題，反之則腦衰健忘。因此，平時應注意養護腎臟，養精蓄銳才能精氣十足，才更有助於腦的健康。

# 核桃紫米粥

核桃的營養價值和藥用功效都很高，含有蛋白質、磷脂、多種維生素及鋅、鐵、鈣、磷等礦物質，有健胃、補血、潤肺、養神、延年益壽的功粥的效，對腦神經還有良好的保健作用，常吃膳核桃可以健腦。

葡萄乾能滋肝養腎、生津液，有補益氣血、通利小便的作生用。所謂「腎腦相通」，因此食用葡萄乾也可起到健腦作用。這道核桃紫米粥可健腦、益氣血，適合腦力消耗者食用。

**材料** 紫糯米半杯，核桃 100 克，葡萄乾 50 粒

**調料** 冰糖、蜂蜜各適量

**做法**
1. 紫糯米洗淨，用清水浸泡 3 小時；核桃去殼，把核桃肉碾碎，去掉碎皮；葡萄乾洗淨。
2. 鍋置火上，加水與紫糯米以大火煮開，改小火熬煮至黏稠，加入葡萄乾、冰糖續煮 15 分鐘。
3. 把熬好的粥晾一晾，撒入核桃肉碎，滴入蜂蜜拌勻即可。

# 桂圓金米栗子粥

民間有句俗話：「腰酸腿軟缺腎氣，栗子稀飯賽補劑。」可見栗子是壯腰補腎的理想食物。中醫認為，腎腦相通。只有腎功能正常，腦的功能才能正常運轉。因此，腦力勞動者平時應多吃些栗子，以護腎養腦。桂圓也是常用的補腦食品，與栗子、小米、玉米一同煮粥，其補腦效果更加顯著。

**材料** 小米半杯，玉米、桂圓各 3 大匙，栗子適量

**調料** 紅糖適量

**做法**
1. 小米、玉米淘洗乾淨，用清水浸泡 30 分鐘。
2. 桂圓、栗子去殼，取肉。
3. 做法 **1** 中的材料與做法 **2** 中的材料一同入鍋，加適量水，大火燒開後轉用小火熬煮成粥，調入紅糖即成。

## 魚絲紫菜粥

魚肉含有多種有益於大腦健康的營養物質，如蛋白質、卵磷脂、DHA、ARA 等，常食魚肉可增強記憶力。紫菜含有較豐富的膽鹼成分，常食紫菜對記憶力衰退有一定的改善作用。魚肉、紫菜與大米一同煮粥，具有較好的健腦作用，神經衰弱、記憶力減退及腦力勞動者可經常食用此粥。

**材料** 大米半杯，魚肉絲 5 大匙，紫菜 1 片，蔥花適量

**調料** **A**：高湯 2 碗

**B**：胡椒粉、鹽各適量，香油少許

**做法**

1. 大米淘洗乾淨，用清水浸泡 30 分鐘；紫菜剪成細條；魚肉絲放入炒鍋中，不另加任何油料，用小火在鍋中乾炒至生香。
2. 鍋置火上，大米放入鍋中，加入清水，以大火煮沸後，加入高湯，轉中火熬煮 30 分鐘。
3. 粥中加入紫菜、蔥花和調料 **B**，攪拌均勻，再將魚肉絲放在粥上面即可。

## 核桃松子糯米粥

松子、核桃都是很好的健腦食品。松子富含磷、錳等營養物質，對大腦和神經有較好的補益作用，是學生和腦力勞動者的健腦佳品，對老年癡呆症也有一定的預防作用。這道核桃松子糯米粥有健腦、補腦、改善記憶力的良好功效。

**材料** 紫糯米半碗，松子 3 大匙，核桃 2 大匙，天麻 10 克

**做法**

1. 紫糯米淘洗乾淨，用清水浸泡 1 小時；松子、核桃洗淨。
2. 鍋內放入紫糯米及水，大火煮開後改小火，煮至米粒黏稠。
3. 粥中加入松子、核桃及天麻，再煮約 15 分鐘即可。

第 6 章

# 對症粥養

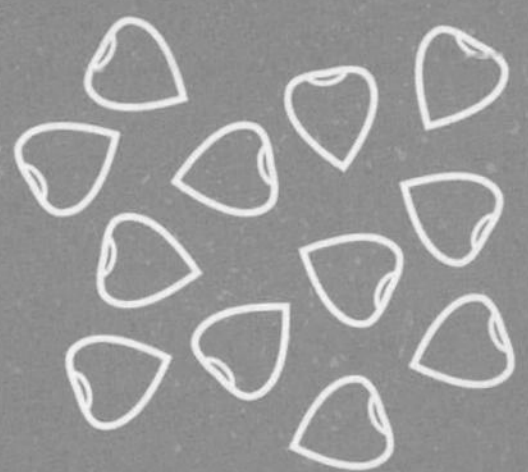

粥膳養生有保健層面的意義，而在疾病調養方面的作用往往是輔助的，是帶有預防性的。對於患者而言，更重要的是養成一種均衡的飲食習慣，選擇一種有益於健康的養生方式。

# 貧血

貧血是指血液中紅血球的數量或紅血球中血紅蛋白的含量不足。造成貧血的原因很多，根據致病原因不同，貧血可分為缺鐵性貧血、再生障礙性貧血、失血性貧血、溶血性貧血等。

女性、兒童比較容易貧血，而孕婦則是缺鐵性貧血的高發人群。造血營養素攝取不足，如鐵、葉酸或維生素 $B_{12}$ 等缺乏，會引起缺鐵性貧血或巨幼細胞性貧血，常見於素食或肉類消化力不強者、胃部切除者、中老年人及減肥不當者。

血液流失多或紅血球的破壞增加者，也易產生缺鐵性貧血，常見於經常獻血、腸胃道出血、創傷或大手術後出血、長期流鼻血、生理期流血過多或生產出血過多。

輕度貧血基本沒有任何明顯症狀，中度以上貧血則會出現不同程度的臉色蒼白或萎黃、頭暈無力、眼冒金星、眼瞼及嘴唇淡白、指甲變形或易斷、皮膚乾燥、食欲不佳及煩躁不安等症狀。

有貧血症狀者要注意以下養生要點：腎是藏血的器官，慢性腎臟疾病易引起造血障礙，導致貧血，因此平時要注意養護腎臟。補充維生素 C、葉綠素等物質，有利於人體對鐵質的吸收，應多吃有色的新鮮蔬菜和水果。肉類是鐵最豐富的來源，也是血紅素鐵的主要來源。

# 紅棗蓮子粥

這道紅棗蓮子粥含有蛋白質、碳水化合物、鐵、多種維生素及礦物質等營養成分，對於各種貧血均有很好的食療作用。現代醫學研究表明，維生素 C 能幫助消化植物食品中的非血紅素鐵，而紅棗中含有較豐富的維生素 C，對缺鐵性貧血有一定的食療作用。這道紅棗蓮子粥是養血佳品，貧血患者不妨常吃，貧血孕婦食用效果更佳。建議每日早晚食用。

**材料** 糯米 1 杯，薏米 3 大匙，赤小豆 2 大匙，紅棗 20 個，蓮子 1 大匙，去皮山藥適量，白扁豆、花生各 1 大匙

**調料** 白糖適量

**做法**
1. 先將薏米、赤小豆、白扁豆加入適量水入鍋內煮爛。
2. 再入糯米、紅棗、蓮子、花生同煮。
3. 最後將去皮的生山藥切成小塊，加入上述材料中煮，熟爛後，加白糖調味即可。

**貼心提醒**：可以根據自己的口味加鹽來代替白糖調味，但白糖和鹽都應少量食用。

# 豬肝菠菜粥

豬肝含有豐富的鐵、磷，是造血不可缺少的原料。中生醫認為，豬肝具有補肝明目、養血的功效。豬肝適宜氣血虛弱、面色萎黃及缺鐵性貧血者食用，同時也適宜肝血不足所致的視物模糊不清、夜盲、眼乾燥症等眼病患者食用。菠菜具有補血止血、利五臟、通血脈、止渴潤腸、滋陰平肝、助消化等功效，也是預防貧血的理想食物。這道豬肝菠菜粥具有較好的養血功效，還可減輕頭暈目眩、改善月經失調等症狀。

**材料** 豬肝 200 克，菠菜 1 棵，大米 2 杯

**調料** 鹽 2 小匙

**做法**
1. 大米淘洗乾淨，加適量水以大火煮沸，煮沸後轉小保火煮至米粒熟軟。
2. 豬肝洗淨，切成薄片；菠菜去根和莖，留葉，洗淨，切成的小段。
3. 將豬肝片加入粥中煮熟，下菠菜煮沸，加鹽調味即成。

**貼心提醒**：豬肝是豬體內最大的毒物轉接站與解毒器官，在烹調前，應將豬肝以鹽水反覆浸泡，以除去存留的有毒物質。

## 羊骨紅棗糯米粥

羊脛骨具有補腎、強筋骨的作用，可用於血小板減少引發的疾病、再生不良性貧血、筋骨疼痛、腰軟乏力、久瀉、久痢等病症的食療。紅棗、糯米均是補血養血的理想食物，能補虛、補血。這道羊骨紅棗糯米粥能養腎、益氣、養血，同時也適用於氣血不足、面色萎黃、乏力倦怠等症。建議空腹服用此粥。

**材料** 羊脛骨 1 根，糯米半杯，紅棗 10 個

**調料** 紅糖少許

**做法**
1. 將羊脛骨砸碎，以水煮，去渣取湯。
2. 糯米、紅棗均洗淨，二者與羊骨湯一同放入鍋中煮粥。
3. 待熟後，加少許紅糖調服即可。

## 阿膠糯米粥

阿膠由驢皮熬制而成，是上好的補血材料。中醫認為，阿膠具有滋陰養血、補肺潤燥、止血安胎的功效，對於陰虛心煩、失眠、虛勞咳嗽、肺癰吐膿、吐血、鼻出血、便血、崩漏帶下、胎動不安等症均有較好的療效。

紅糖是溫補佳品，具有益氣養血、健脾暖胃、驅風散寒、活血化淤的功效，尤其適宜經期的女性服用，可使身體溫暖，增加能量，活絡氣血，加快血液循環。用阿膠、糯米、紅糖一起煮製的粥膳，其養血功效極佳，十分適合貧血患者食用，經期的女性也可常食。

**材料** 糯米半杯，阿膠 50 克

**調料** 紅糖適量

**做法**
1. 糯米淘洗乾淨，用清水浸泡約 2 小時；阿膠擦洗乾淨，搗碎。
2. 鍋內放入適量清水、糯米，先用大火煮沸後，再改用小火熬煮成粥。
3. 下阿膠拌勻煮沸，再用紅糖調味即可。

**貼心提醒**：脾胃虛寒、嘔吐及泄瀉者慎食此粥。

# 高血壓

高血壓是以動脈血壓升高為主要表現的疾病，多見於中老年人。高血壓多因精神刺激、情緒波動，使高級神經機能活動紊亂，各器官缺血，尤其是腎臟缺血引起機體內一系列變化而致。它具有患病率高、致殘率高、死亡率高和自我發現率低、合理用藥率低、有效控制率低的特點。

高血壓通常有兩種類型：一類是原發性高血壓，又叫高血壓病，致病原因不明，占 90%以上，目前尚難根治，但基本能被控制；另一類是繼發性高血壓，血壓升高有明確的病因，這種類型占 5%～ 10%，可能是由腎臟疾病、內分泌疾病、血管的疾病和其他原因所致。

原發性高血壓的病因目前尚不十分清楚，可能與遺傳、吸煙、酗酒、缺乏鍛鍊、過量攝鹽、超重、精神緊張等因素有關。一旦出現高血壓的症狀要及時治療，防止產生併發症。平時應注意養成良好的生活習慣，以預防高血壓的發生。

中醫認為，高血壓包括肝陽上亢型、腎虛肝亢型、痰濁內阻型三種類型。肝陽上亢型高血壓平時火氣偏大、急躁易怒，中醫認為，肝主怒，怒則傷肝，飲食調養應以清熱除煩為主；腎虛肝亢型高血壓多為腎陰虛肝陽上亢所致，肝腎同源，肝陽需要腎陰的制約，才不會過亢，飲食調養應以滋陰平肝為主；痰濁內阻型高血壓與平時過食肥甘厚味食物有關，飲食調養應以平肝息風、燥濕化痰為主。

## 海帶瘦肉粥

海帶能改善血栓和因血液黏性增大而引起的血壓上升，對高血壓病人十分有益。經常食用海帶對預防心血管疾病有一定作用。此外，海帶還有消炎退熱、降壓的功效，因此氣管炎病人也可常食海帶。

**材料** 乾海帶適量，豬瘦肉 150 克，大米半杯，蔥花適量

**調料** 鹽適量

**做法**
1. 乾海帶用溫水泡發開，擇洗乾淨，切絲；豬肉洗淨，切細絲；備用。
2. 大米淘洗乾淨，放入鍋中，加適量清水，浸泡 5 ～ 10 分鐘後，用小火煮粥，待粥沸後，放入海帶絲、豬肉絲，煮至粥熟。
3. 根據個人口味，放入鹽及蔥花調味即可。

## 桂圓甜蕎粥

蕎麥含有多種人體所需的營養成分，還含有其他穀類糧食所不具有的維生素 P（又叫蘆丁）和維生素 C，營養價值較高。此外，還具有較好的降血壓、降血糖、降血脂作用。這道桂圓甜蕎粥可在一定程度上預防高血壓及心血管疾病，高血壓患者經常食用也可取得降壓的效果。

**材料** 蕎麥半杯，桂圓肉 4 大匙

**調料** 紅糖適量

**做法**
1. 蕎麥淘洗乾淨，放入清水中浸泡 3 小時。
2. 將泡好的蕎麥與適量水一同放入鍋中煮開，再改小火煮 20 分鐘。
3. 桂圓肉、紅糖加入粥中，煮約 5 分鐘，攪勻，離火後再悶蓋 10 分鐘即可。

**貼心提醒**：桂圓有補血作用，因此貧血、體虛的人也可常食此粥。蕎麥易造成消化不良，因此，不宜過量食用。此外，腫瘤患者應忌吃蕎麥，以免加重病情。

# 皮蛋紫菜粥

紫菜有營養寶庫的美稱，它營養豐富，其蛋白質含量超過海帶，並含有較多的胡蘿蔔素和維生素 $B_2$。紫菜具有化痰軟堅、清熱利水、補腎養心的功效。現代醫學認為，紫菜對改善甲狀腺腫、水腫、慢性支氣管炎、咳嗽、腳氣、高血壓等病症具有一定作用。這道皮蛋紫菜粥不但能降低血壓，還能為身體補充營養，高血壓病人可常食。

**材料** 紫菜適量，皮蛋 1 個，粳米半杯，蔥花適量

**調料** 鹽適量

**做法**
1. 紫菜洗淨，撕成小塊；皮體蛋剝好，備用。
2. 粳米淘洗乾淨，放入鍋中，加清健水，用大火煮開後轉小火。
3. 待粥熬煮軟爛時，將皮蛋用手掰膳粥成同紫菜大小的塊，和鹽、蔥花、養紫菜一起放入鍋中，稍煮片刻，即可食用。

# 芹菜山楂粥

芹菜是上好的降壓食品，具有清熱除煩、平肝、利水消腫、涼血止血等功效。芹菜對於高血壓、頭痛、頭暈、暴熱煩渴等病症有較好的食療作用。現代醫學認為，芹菜是緩解高血壓病及其併發症的首選之品，對於血管硬化、神經衰弱等症亦有輔助食療作用。

芹菜含酸性的降壓成分，有明顯的降壓作用。山楂中含有黃酮類物質等藥物成分，具有顯著降壓作用，可調節血脂及降低膽固醇含量。這道粥有很好的降壓功效，高血壓患者可常食。

**材料** 芹菜 100 克，山楂 1 大匙，大米半杯

**做法**
1. 芹菜去葉，洗淨，切成小丁；山楂洗淨，切片，備用。
2. 大米淘洗乾淨，與適量水一同放入鍋中，煮開後轉成小火熬至軟爛。
3. 放入芹菜丁、山楂，再略煮 10 分鐘左右即可。

## 蓮子百合蕎麥粥

蕎麥、香菇等均是很好的降壓食物。蕎麥富含蛋白質、氨基酸、脂肪、維生素 $B_1$、維生素 $B_2$、維生素 E 及蘆丁等營養成分，具有很好的降血壓功效。香菇的營養價值很高，具有降壓、降膽固醇、降血脂的作用，同時還能預防動脈硬化、肝硬化等疾病。這道蓮子百合蕎麥粥是理想的降壓食品，十分適合高血壓病人食用。

**材料** 蕎麥半杯，百合 3 大匙，雞蛋 1 個，草菇 5 朵，香菇 3 朵，蓮子 1 大匙，枸杞子、芹菜末各適量

**調料** 高湯、醪糟、醬油、鹽各適量

**做法**

1. 蓮子洗淨，去心，用清水浸泡 2 小時；香菇洗淨，切絲；枸杞子洗淨備用。
2. 蕎麥洗淨，開水煮 20 分鐘，瀝乾；百合、草菇洗淨，放入開水鍋中略煮。
3. 將做法 2 中的材料與開水、蓮子、香菇一同入鍋，煮開後放鹽、醬油，再煮開，打入雞蛋，加高湯、醪糟，放枸杞子，稍煮拌勻即可。食用時可撒少許芹菜末。

## 決明子菊花粥

決明子有降低血清膽固醇與降血壓的功效，同時可緩解血管硬化及高血壓。白菊花也有較好的降壓作用。這道決明子菊花粥具有清肝降火、平肝潛陽的功效，適用於肝火上炎、目赤腫痛、頭暈、頭痛、高血壓病、高脂血症及便秘等症的食療。

**材料** 炒決明子 12 克，白菊花 9 克，粳米半杯

**調料** 冰糖少許

**做法**

1. 決明子、白菊花共煎湯，去渣取汁。
2. 粳米淘洗乾淨，與做法 1 中的藥汁一同煮粥，將熟時加少許冰糖即可。

# 低血壓

低血壓分生理性和病理性兩種。生理性低血壓隨條件改善可完全恢復正常；病理性低血壓常見於一些慢性消耗性疾病及營養不良等。

低血壓常見於女性、貧血或失血過多者、中老年人、缺乏運動者、長期臥床者及部分脊髓疾病患者等。症狀會有頭部眩暈、全身無力、神智異常、視力不佳等。

能改善低血壓的養生粥膳可選擇以下材料來製作：桂圓、紅棗、核桃、魚、蝦、貝類、黃豆、豆腐、紅糖、新鮮蔬菜（具有降壓作用的除外）、葡萄、動物腦、蛋類、奶油、牛奶、豬骨、豬肝、瘦肉等。

專家建議低血壓患者要合理膳食，注意葷素搭配，保證攝入均衡的營養物質，以增強體質。低血壓如伴有紅細胞計數過低、血紅蛋白不足的貧血症，宜適當多吃富含蛋白質、鐵、銅、葉酸、維生素 $B_{12}$、維生素 C 等有利於造血的食物。中醫認為，血液的生成與心、肝、脾、腎有關，因此，貧血時也要注意心、肝、脾、腎的調養。

低血壓患者可適當選擇一些高鈉、高膽固醇飲食，以利於提高血膽固醇濃度，增加動脈緊張度，使血壓上升。生薑含揮發油，可刺激胃液分泌，興奮腸管，促進消化並可使血壓升高，低血壓患者不妨常吃。有降低血壓作用的食物不宜多吃，如芹菜、冬瓜、山楂、赤小豆等。

# 蓯蓉羊肉粥

羊肉的脂肪、膽固醇含量較豬肉和牛肉都要少，具有進補和防寒的雙重功效。常吃羊肉可益氣補虛，促進血液循環，增強禦寒能力。羊肉還可增加消化酶，保護胃壁，幫助消化。

羊肉還有補腎壯陽的作用，因此低血壓患者可常食羊肉以提升陽氣。肉蓯蓉具有補腎陽、益精血、潤腸通便的功效，對低血壓有一定的緩解作用。低血壓患者可常食這道蓯蓉羊肉粥。

**材料** 肉蓯蓉 15 克，精羊肉 100 克，粳米半杯，薑、蔥各適量

**調料** 鹽適量

**做法**
1. 分別將肉蓯蓉、精羊肉洗淨、切細，備用。
2. 肉蓯蓉放入砂鍋中煎湯，去渣取汁。
3. 羊肉、粳米與適量水一同放入鍋中煮粥，待沸後加入鹽、薑、蔥、肉蓯蓉汁，煮成稀粥。

# 鹿肉粳米粥

鹿肉含有較豐富的蛋白質、脂肪、礦物質、糖和維生素，易於人體消化吸收。鹿肉有補脾益氣、溫腎壯陰的功效。因此，鹿肉具有極好的補益腎氣的作用，十分適合低血壓病人提升陽氣之用。

鹿肉也是很好的補益食品，對經常手腳冰涼的人也有很好的溫補作用。這道鹿肉粳米粥能補氣調血、提升陽氣，同時對虛勞羸瘦、產後無乳等具有輔助食療作用。建議空腹服用此粥。

**材料** 鹿肉 100 克，粳米半杯，香菜適量

**調料** 黃酒適量

**做法**
1. 鹿肉洗淨，切細；粳米淘洗乾淨；香菜洗淨，切末。
2. 鹿肉加黃酒放入鍋中微煮。
3. 將粳米與適量水加入鍋中，與鹿肉一同煮粥，熟後撒上香菜末，盛出即可。

# 心臟病

心臟病是一種慢性病，是心臟疾病的總稱，包括風濕性心臟病、先天性心臟病、高血壓性心臟病、冠心病、心肌炎、心絞痛、心肌梗死等多種類型。

心臟病的高發人群包括：45 歲以上的男性、55 歲以上的女性、吸煙者、高血壓患者、糖尿病患者、高膽固醇血症患者、有家族遺傳病史者、肥胖者、缺乏運動或工作緊張者。

心臟病症狀表現為輕微活動或處於安靜狀態時，出現呼吸短促現象。鼻子硬、鼻尖發腫、紅鼻子。皮膚呈深褐色或暗紫色、皮膚黏膜和肢端呈青紫色。不同程度的耳鳴、耳垂皺褶。左肩、左手臂內側陣陣酸痛。手指末端或趾端明顯粗大，甲面凸起如鼓槌狀。中老年人下肢水腫、心悸、氣喘。頭暈、虛弱或暈厥。不規則心臟搏動反覆發作，且持續時間較長。

有益於心臟病患者的食材包括：綠花椰菜、胡蘿蔔、圓白菜、西瓜、蘋果、荔枝、蒜、番茄等。

心臟病患者應注意養成良好的生活習慣，盡量改善生活環境，並做適量的運動，同時也要控制體重，堅持服藥治療。另外，在飲食上要注意合理膳食，保證攝取的營養均衡，多吃有益於心臟的食物。

# 胡蘿蔔豆腐粥

胡蘿蔔中含蛋白質、碳水化合物、粗纖維、鈣、磷、鐵、維生素 $B_1$、煙酸、抗壞血酸、揮發油、β- 胡蘿蔔素等營養物質。胡蘿蔔不僅營養全面，也有很好的藥用價值。它能提供人體所需的多種營養成分，而且對心臟病還具有輔助食療的作用。

胡蘿蔔有健脾化濕、下氣補中、利胸隔、安腸胃、防夜盲等功效。心臟病患者可經常食用這道胡蘿蔔豆腐粥。

**材料** 粳米 1 杯，胡蘿蔔 2 根，百頁豆腐 200 克，芹菜、香菜各適量

**調料** 鹽少許

**做法**
1. 粳米淘洗乾淨，用清水浸泡，備用；胡蘿蔔去皮，切丁；百頁豆腐切條；芹菜、香菜洗淨，切末。
2. 胡蘿蔔丁、粳米與水一起入鍋，大火燒開，轉小火熬煮成粥。
3. 起鍋前，加入豆腐續煮 2 分鐘，再加入芹菜末與香菜末，加鹽調味即可。

# 什錦蔬菜粥

綠花椰菜的營養價值與保健功效均很高，其所含的類黃酮是很好的血管清理劑，能防止膽固醇氧化，防止血小板凝結成塊，減少患心臟病與中風的危險。

胡蘿蔔能提供抵抗心臟病、中風、高血壓及動脈粥樣硬化所需的各種營養成分。這道什錦蔬菜粥基本不含油脂，是心臟病患者的首選食品。

**材料** 大米半杯，綠花椰菜、洋菇、香菇、胡蘿蔔絲各 50 克

**調料** 高湯適量，鹽 1 小匙，胡椒粉、香油各少許

**做法**
1. 大米淘洗乾淨，用清水浸泡 30 分鐘，備用；綠花椰菜用開水汆燙，撕成小朵備用。
2. 鍋內加入大米和高湯，用大火煮開。
3. 加入洋菇、香菇及胡蘿蔔絲，改小火煮至米粒黏稠，再放入汆燙過的綠花椰菜，煮開後加鹽、胡椒粉和香油調味即可。

# 蘆筍薏米粥

蘆筍的營養價值很高，含有蛋白質、脂肪、碳水化合物、粗纖維、鈣、磷、鈉、鎂、鉀、鐵、銅及多種維生素等成分。常食蘆筍能增進食欲、幫助消化，對心血管疾病也有不錯的食療作用。

**材料** 蘆筍 4 根，薏米半杯，米飯 1 碗

**調料** 鹽少許

**做法**
1. 薏米洗淨後，用清水浸泡一夜，備用；蘆筍洗淨，切成段，備用。
2. 米飯加適量水煮成粥，再將泡軟的薏米放入鍋中同煮，起鍋前 3 分鐘放入蘆筍稍煮。
3. 加入少許鹽調味後，即可起鍋食用。

# 雞肉玉米粥

玉米的營養價值與保健功效都很卓越。其中含有豐富的不飽和脂肪酸，尤其是亞油酸的含量高達60%以上，它和玉米胚芽中的維生素E協同作用，可降養生低血液中膽固醇濃度，並防止其沉積於血管壁。因此，玉米對冠心病、動脈粥樣硬化、高脂血症及高血壓等都有一定的食療作用。

**材料** 大米半杯，雞胸肉 100 克，玉米罐頭 1 罐，芹菜適量

**調料** 鹽、澱粉各少許

**做法**
1. 大米洗淨，加適量水煮成粥；芹菜洗淨，切末備用。
2. 雞胸肉切絲，拌入少許澱粉和鹽，再加入粥內同煮。
3. 加入玉米粒一同煮勻，並加少許鹽調味後，關火，撒入切保碎的芹菜末即成。

# 咳嗽

咳嗽是呼吸系統疾病最常見的一種症狀。現代醫學認為，當異物、刺激性氣體、呼吸道內分泌物等刺激呼吸道黏膜時，就容易引起咳嗽。傳統醫學則認為，咳嗽是由飲食不當、脾虛生痰或外感風寒、風熱及燥熱外邪等原因造成肺氣不宣、肺氣上逆所致，可分為外感咳嗽和內傷咳嗽兩大類。外感咳嗽可分風寒、風熱、燥熱等幾種，內傷咳嗽則分為痰濕、痰熱、陽虛、陰虛等類型。

咳嗽其實有利也有弊。咳嗽可以幫助人體排出外界侵入呼吸道的異物及呼吸道中的分泌物。但咳嗽也可把氣管病變擴散到鄰近的小支氣管，使病情加重，而且持久劇烈的咳嗽會影響休息，還消耗體力，並可引起肺泡壁彈性組織的損壞，誘發肺氣腫。

患急性咽喉炎、支氣管炎的初期，常會出現乾咳的症狀，即咳嗽無痰或痰量很少；支氣管內有異物時，常出現急性驟然發生的咳嗽；患慢性支氣管炎、肺結核時，可出現長期慢性咳嗽的症狀。

咳嗽時可用下列食材製作粥膳加以調養：萊菔子、百合、黃豆、豆製品、蘿蔔、芹菜、白菜、菠菜、蔥白、山藥、梨、柿子、櫻桃、動物內臟、蛋黃、牛奶等。

咳嗽多為肺熱引起，如果進食過多的肥甘厚味食物就會產生內熱，加重咳嗽，因此飲食應以清淡為主。當身體受寒後，再吃寒涼的食物，也會傷及人的肺臟，易造成肺氣閉塞，加重咳嗽。

# 白蘿蔔粥

白蘿蔔中含有蛋白質、脂肪、B 群維生素、維生素 C、鈣、磷、鐵及多種酶與纖維素等生營養成分。白蘿蔔能促進消化、增進食欲、加快胃腸蠕動，還能增強抵抗力、抗感冒，同時還具有很好的止咳作用。

急慢性氣管炎患者、咳嗽多痰或痰嗽失音者、脂溢性皮炎患者、脂溢性脫髮患者、維生素 C 缺乏者、泌尿系統結石患者均可食用這道白蘿蔔粥。

**材料** 白蘿蔔半個，大米半杯

**調料** 高湯適量

**做法**
1. 大米浸泡 1 小時，淘洗乾淨，加入適量高湯，以大火熬煮成粥，轉小火大煮成稀粥。
2. 將白蘿蔔清洗切小塊，放入稀粥中再煮約 20 分鐘至白蘿蔔軟爛即可。

**貼心提醒**：此粥不宜與人參、西洋參、胡蘿蔔等同服。

# 杏仁菜粥

杏仁有潤肺、止咳、滑腸的功效，可用於乾咳無痰、肺虛久咳及便秘等症的輔助治療。苦杏仁對因傷風感冒引起的多痰、咳嗽、氣喘、大便燥結等症狀療效顯著。長期咳嗽的人可常食這道杏仁菜粥。

**材料** 小米半杯，杏仁 2 大匙，豆角 50 克，蔥花適量

**調料** 鹽、花椒粉各適量

**做法**
1. 杏仁用刀碾碎；豆角切丁，備用。
2. 鍋放火上，加水，放入碎杏仁熬煮。
3. 在熬好的湯汁中下入小米、豆角丁，直到熬稠為止。
4. 然後加入鹽、花椒粉拌勻調味，最後撒入蔥花即可。

# 萊菔子粳米粥

萊菔子即蘿蔔子，為十字花科植物蘿蔔的種子。萊菔子具有消食除脹、降氣化痰的功效，常用於飲食停滯、脘腹脹痛、大便秘結、積滯瀉痢等症的輔助治療。

《內經》認為，萊菔子具有化痰定喘、調節脾胃氣機的作用。這道萊菔子粳米粥具有下氣定喘、消食化痰的功效，可改善咳嗽痰喘、食積氣滯、胸悶腹脹、下痢後重等。建議空腹食用此粥。

**材料** 萊菔子 2 大匙，粳米半杯

**做法** 1. 萊菔子與適量水一同放入鍋中煎取汁液，去渣留汁。

2. 粳米淘洗乾淨，放入萊菔子汁中一同煮成粥即可。

# 半夏小米粥

半夏又叫三葉半夏，是中草藥的一種，是天南星科植物半夏的塊莖。半夏味辛，性溫，有毒，歸脾、胃、肺經，具有燥濕化痰、降逆止嘔、消痞散結等功效。

對於痰多咳喘、痰飲眩悸、內痰眩暈、痰厥頭痛、嘔吐反胃、胸脘痞悶等均有輔助治療作用。這道半夏小米粥對咳嗽有較好的食療功效。

**材料** 小米半杯，半夏適量

**做法** 1. 小米淘洗乾淨；半夏洗淨，備用。

2. 小米、半夏與適量水一同放入鍋中煮成粥。

# 哮喘

哮喘是一種常見的呼吸道疾病，被世界醫學界公認為四大頑症之一，被列為十大死亡原因之最。它嚴重危害人們身心健康，而且難以得到根治。

支氣管哮喘多在年幼或青年時發病；喘息性支氣管炎以中老年人居多；支氣管肺癌是由癌瘤堵塞大支氣管時引起的；心臟疾病引起的哮喘，也稱為心源性哮喘，患者通常患有心臟疾病；職業性哮喘與某些職業有關，如在工作中接觸了能引起哮喘的物質。

哮喘患者多有先天不足、後天失調、機體虛弱、衛氣不固、不能適應外界氣候環境的變化等特點，易為外邪侵襲，外邪侵襲首先傷肺，若反覆發作，氣陰俱傷，可波及脾腎。

脾虛則運化失調，積液成痰，痰阻氣道則呼吸不利；腎為先天之本，主納氣，腎的功能如失調，則易引起體內氣的病變，從而影響肺部功能，使病情加重。哮喘發作時應以祛邪為主，未發作時以扶正為主，而正虛是治療哮喘的關鍵。

另外，平時應多吃新鮮蔬菜和水果，尤其是具有鎮咳止喘作用的食物。忌食易引起哮喘的食物。並減少鹽的攝入量。適合哮喘患者的食材包括：梨、香蕉、柑橘、枇杷、蘿蔔、絲瓜、山藥、杏仁等。

# 蓮藕枸杞粥

鮮藕含有澱粉、蛋白質、維生素C以及氧化酶成分，含糖量也很高，因此具有清熱解煩、解渴止嘔、健脾開胃、益血補心及化痰等功效，對肺炎、肺結核、腸炎、脾虛下瀉、女性血崩等具有一定的改善作用。鮮藕與補益類的枸杞子合用，可化痰定喘。

**材料** 鮮藕 200 克，大米半杯，枸杞子少許

**調料** 糖少許

**做法**
1. 鮮藕洗淨，切片；大米淘洗乾淨。
2. 鮮藕片加適量清水與大米一同放入鍋中煮粥。
3. 待粥熟時，放入枸杞子，再調入少量糖，即可進食。

# 山藥蘿蔔粥

白蘿蔔是極好的保健食品，既可以用於製作菜肴，又可直接生吃，有較高的食用及食療價值，其止咳定喘功效較為顯著。

山藥則是補脾胃的理想食物。這道山藥蘿蔔粥不僅能緩解哮喘，還能健脾養胃，助消化。因此，患有脾胃疾病及哮喘者可常食這道山藥蘿蔔粥。

**材料** 山藥 30 克，白蘿蔔半個，大米 1 杯，芹菜末少許

**調料** 鹽、胡椒粉各適量

**做法**
1. 山藥、白蘿蔔削皮，洗淨，切成小塊，備用。
2. 大米淘洗乾淨，加適量水煮成粥，再放入切好的山藥塊和白蘿蔔塊。
3. 待開鍋後，轉為小火，熬煮到山藥、蘿蔔和大米變得軟爛即成。
4. 加鹽攪勻，食用前撒上胡椒粉、芹菜末即成。

# 感冒

中醫認為，感冒是由「風邪」侵襲人體而引起的外感病。感冒病邪分為三種類型：即風寒、風熱和暑濕。症狀常有打噴嚏、鼻塞、流鼻涕、喉嚨痛癢、咳嗽、發冷或發熱、關節酸痛、全身不適等情形。

有益於風寒感冒的粥膳常用的食材包括：糯米、赤小豆、羊肉、蝦、鱔魚、鱸魚、韭菜、蔥、薑、蒜、辣椒、荔枝、榴槤、山楂、桃、杏、櫻桃、花椒、栗子、核桃等。有益於風熱感冒的粥膳常用的食材包括：小麥、小米、薏米、綠豆、螃蟹、海帶、紫菜、菠菜、白菜、苦瓜、黃瓜、絲瓜、冬瓜、番茄、白蘿蔔、蓮藕、橘子、檸檬、梨等。

有益於暑濕感冒的粥膳常用的食材包括：菠菜、銀耳、番茄、柳丁、雪梨、西瓜等。

針對不同類型的感冒，宜用不同的飲食方法進行調理。風寒感冒宜於辛溫，應多吃溫熱性食物；風熱感冒適宜辛涼，可多吃寒涼性食物；暑濕感冒應清暑祛濕，應多吃易消化、利濕的食物。

中醫以發汗為治療感冒的首選方法，但發汗會帶走水分，因此可讓感冒患者多服稀粥以補充流失的水分。另外，應多補充蔬菜和水果，少吃油炸、肥膩等不易被消化的食物。

不良生活方式是引發感冒的誘因。如：過量食鹽會誘發感冒；精神緊張易感冒；足部受涼也易感冒，因此在生活中應加以重視。

# 萵筍粳米粥

萵筍含有較少的糖類、較多的無機鹽和維生素，尤其含有豐富的煙酸。萵筍還含有容易被人體吸收的鐵元素、豐富的鉀離子、大量的胡蘿蔔素，具有利尿、降低血壓、抗感冒等功效。這道萵筍粳米粥具有清熱解毒的功效，適用於感冒、氣管炎、喉炎、腸炎、痢疾等。此粥每日 2 次，建議空腹食用。

**材料** 萵筍 100 克，粳米半杯，豬肉末 3 大匙

**調料** 鹽 2 小匙

**做法**
1. 萵筍去根，洗淨，切小塊。
2. 粳米淘洗乾淨，加水煮熟後放鹽、肉末、油煮至粥將熟時加萵筍，熬煮成粥即可。

# 藿香粳米粥

藿香中的黃酮類物質有抗病毒作用。從藿香中分離出來的成分可以抑制消化道及上呼吸道病原體「鼻病毒」的生長繁殖，因此可緩解感冒症狀。

藿香味辛，性微溫，具有祛暑、解表、和中、辟穢、祛濕的功效，常用於暑濕感冒、胸悶、腹痛、吐瀉等，對感冒、寒熱、頭痛、胸脘痞悶、嘔吐、泄瀉、瘧疾、痢疾、口臭等有一定的輔助療效。這道藿香粳米粥對暑熱感冒有很好的療效，對由中暑引起的畏寒發熱、噁心嘔吐及食欲不振有一定的食療作用。建議空腹食用此粥。

**材料** 鮮藿香 30 克，粳米 2 大匙

**做法**
1. 粳米淘洗乾淨，與適量水一同放入鍋中煮粥。
2. 粥將熟時，放入鮮藿香，攪拌均勻，再煮片刻，煮出香味即可關火，盛出。

## 蔥白豆豉粥

蔥的食用價值與藥用功效均很顯著，能促進消化液的分泌，具有健胃增食的功效。蔥還是很好的解表類中藥，具有發汗解表的作用。

現代營養學認為，蔥含有一種揮發油，這種揮發油的主要成分為蔥蒜辣素，也叫植物殺菌素，具有較強的殺菌作用。感冒時不妨食用這道蔥白豆豉粥，可緩解感冒症狀。另外，經常食用這道粥，還能淨化血液、預防疾病。

材料　蔥白 3 根，豆豉 1 小匙，大米 1 杯

調料　鹽適量

做法
1. 大米淘洗乾淨，加適量水以大火煮沸，轉小火煮至米粒軟透。
2. 蔥白洗淨，切段，和豆豉一同加入粥中，續煮10分鐘，加鹽調味即可。

## 皮蛋蔥花粥

這道粥膳不但營養豐富、熱量不高、且爽口、易消化，在一定程度上可預防心血管疾病及高血壓，而且具有緩解感冒症狀的功效。此粥含有較多的維生素 E、蛋白質等成分，有抗氧化作用，能防止體內脂肪化合物氧化。

材料　皮蛋 2 個，大米 2 杯，蔥 2 根

調料　鹽 2 小匙

做法
1. 大米淘洗乾淨，加適量水以大火煮身沸，煮沸後轉小火煮至米粒熟軟。
2. 皮蛋剝殼，每個切成小塊，加入粥中煮約 15 分鐘，加鹽調味。
3. 蔥洗淨，切碎，撒在粥表面再煮沸一次即成。

# 胃痛

導致胃痛的原因很多，主要包括：過食寒涼，寒邪犯胃；生活無規律，飲食傷胃；精神抑鬱，肝氣犯胃；勞累過度，脾胃虛弱。

胃部是我們體內重要的消化器官之一，如果它的蠕動不正常，就會妨礙消化和吸收，令過量氣體積聚，形成胃氣，中醫稱這種情況為「呆滯」。胃氣失於和降，就會引起胃痛，正所謂「不通則痛」，其不通的原因有寒、熱、食滯、血淤等不同的臨床表現。

飲食應以清淡為主；少食肥膩及各種刺激性食物，如含酒精及香料的食物；避免吃巧克力，以免其中的咖啡因加重病情；飲食不可使五味有所偏嗜。烹製胃痛患者的養生粥膳可使用以下食材：羊肉、蓮藕、南瓜、馬鈴薯、山藥、桃、桂圓、紅棗、蓮子、胡蘿蔔、牛奶、豆漿等。

長期胃痛的病人每日三餐或加餐均應定時，間隔時間要合理。急性胃痛的病人應盡量少食多餐，平時應少食或不食零食，以減輕胃的負荷。注意營養均衡，日常飲食應供給富含維生素的食物，以利於保護胃黏膜和提高其防禦能力，並促進局部病變的恢復。

飲食宜軟、溫、暖，烹調宜用蒸、煮、熬、燴，少吃堅硬、粗糙的食物。進食時不急不躁，充分咀嚼食物，並使食物與唾液充分混合後慢慢咽下，以利於消化和病後的恢復。注意飲食溫度的調節，脾胃虛寒者應禁食生冷食物，肝鬱氣滯者忌生氣後立即進食。可用天然草藥製作保健藥粥配合輔助食療。

## 蜂蜜馬鈴薯粥

《本草綱目》中提到，蜂蜜「清熱也，補中也，解毒也，止痛也。」現代醫學認為，蜂蜜能改善胃腸道及神經系統疾病，如便秘、十二指腸潰瘍、結腸炎、失眠、頭痛等，還能改善感染性創傷、燒傷、凍傷。

此外，蜂蜜還具有很好的美容功效。馬鈴薯具有補氣、健脾胃、消炎止痛的作用，適用於胃痛、便秘及十二指腸潰瘍等。這道蜂蜜馬鈴薯粥具有健脾滋腎、補肺益精的功效，對胃脘隱痛、食少倦怠、虛勞咳嗽等有一定食療作用。建議每日清晨空腹食用此粥，連服 15 天為 1 個療程。

**材料** 新鮮馬鈴薯 250 克（不去皮）

**調料** 蜂蜜少許

**做法**
1. 馬鈴薯洗淨，切碎。
2. 馬鈴薯與適量水一同入鍋，煮至稠粥狀。
3. 食用時加蜂蜜。

## 花生紫米粥

紫糯米有「藥穀」之稱，含有豐富的鐵、維生素 E、蛋白質等營養成分，是體弱多病者良好的營養保健品。紫糯米是糯米的一種，具有溫暖脾胃、補益中氣的功效，對脾胃虛寒、食欲不佳、腹脹腹瀉有一定的緩解作用。花生具有扶正補虛、悅脾和胃的功效。紫糯米與花生合用具有健脾、和胃、止痛的功效，經常胃痛者可常食此粥。

**材料** 紫糯米 1 杯，花生半杯

**調料** 鹽適量

**做法**
1. 紫糯米、花生洗淨。
2. 鍋中加水燒開，下紫糯米和花生，煮開後轉小火，熬成粥。
3. 粥將熟時，放少許鹽調味即可。

# 消化不良

消化不良是指與飲食有關的一系列胃部不適症狀的總稱，是一種由胃動力障礙所引起的疾病。常因胸悶、早飽感、腹脹等不適而不願進食或少進食，夜裡也不易安睡，睡後常有噩夢。消化不良的發生率隨著年齡的增大而增加。

引起消化不良的原因很多，包括胃和十二指腸部位的慢性炎症，導致食管、胃、十二指腸的正常蠕動功能失調。另外，飲食速度太快、吃得過於油膩或吃得太多、精神不愉快、長期悶悶不樂或突然受到猛烈的刺激等均可引起消化不良。

懷孕女性、大量吸煙者、便秘者及肥胖者特別容易消化不良。不過當症狀持續沒有改善時，消化不良可能是因為患有胃酸過低症，特別需要注意的是消化不良可能是胃癌的初期症狀。

烹製消化不良者的養生粥膳可使用以下材料：小米、南瓜、菠菜、胡蘿蔔、蔥、蒜、神曲、粳米、檳榔、山楂、木瓜、鳳梨、橘子、柳丁、柚子等。

消化不良者選擇的養生粥膳應以潤腸通便為主。進食後應適當休息，因為運動會減少胃的供血量，而導致消化不良。多吃高纖維食物，如新鮮水果、蔬菜和全穀食物。多吃新鮮木瓜、鳳梨，這些食物是消化酶的最好來源。

避免燒烤、煎炸食品、咖啡、碳酸飲料、橘汁、高脂肪食品、麵食、胡椒、薯片以及辛辣食品。進餐時忌飲水，水會稀釋胃液，減弱其消化能力，因此進餐時不宜喝水。最好常喝稀米粥，米湯及大麥清粥對脹氣、排氣及胃灼熱等毛病有一定食療功效。

## 橘皮粳米粥

鮮橘皮除含果肉中的營養成分外，還含有較多的胡蘿蔔素，可作為健胃劑、芳香調味劑。橘皮曬乾後可入藥，又稱為陳皮。陳皮具有化痰、健脾、溫胃、助消化、增食欲等功效，常用於胸脘脹滿、食少吐瀉、咳嗽痰多等症的輔助治療。

橘皮還能增強毛細血管的韌性，降低血脂，對高血壓患者有補益作用。這道橘皮粳米粥具有順氣、健脾、化痰、止咳等功效，適用於脾胃氣滯、脘腹脹滿、消化不良、食欲不振、噁心嘔吐、咳嗽痰多、胸膈滿悶等。

**材料** 橘皮 15 ～ 20 克（或鮮橘皮 30 克），粳米半杯

**做法**
1. 橘皮加適量水放入鍋中煎取藥液，去渣取汁。
2. 粳米淘洗乾淨，與橘皮汁一同放入鍋的中煮粥。
3. 也可將橘皮曬乾，研為細末，每次用 3 ～ 5 克，調入已煮沸的稀粥中，再同煮成粥。

## 山楂赤豆粥

山楂含有大量維生素 C、胡蘿蔔素和鈣質，還有紅色素、山楂酸、黃酮類物質、解脂酶及多種藥用成分。中醫認為，山楂具有消食健胃、行氣活血、止痢降壓的功效，主治食積，能增進食欲。

南瓜具有補中益氣、解毒殺蟲、降糖的功效，對久病氣虛、脾胃虛弱、氣短倦怠等有一定的食療作用。這道山楂赤小豆粥能很好地增進食欲，對於消化不良等症有不錯的食療作用，胃腸虛弱者可常食。

**材料** 大米半杯，山楂、赤小豆各 3 大匙，南瓜 100 克

**調料** 冰糖少許

**做法**
1. 大米淘洗乾淨；山楂洗淨；赤小豆用清水浸泡一夜，淘洗乾淨；南瓜洗淨，除去外皮，切成 3 釐米左右的薄片。
2. 將大米、山楂、赤小豆放入鍋內，加水，置大火上燒沸煮粥。待粥將熟時放入南瓜片煮沸。
3. 粥內加冰糖，再用小火煮 20 分鐘即成。

# 胃及十二指腸潰瘍

胃及十二指腸潰瘍是一種由酸性胃液刺激而發生的胃或十二指腸的內壁潰爛或受傷。胃潰瘍疼痛多出現在飯後半小時至 2 小時，而十二指腸潰瘍疼痛則多出現在飯後 2 ～ 4 小時。

飲食不節、服藥不當致使脾胃受傷等因素都可導致脾胃功能失調，進而引發胃及十二指腸潰瘍。胃及十二指腸潰瘍相對較易治療。症狀易有噁心、嘔吐、空腹或夜間時腹痛。飯後 2 ～ 3 小時內，心窩處會疼痛。胃部有勒緊的不適感及胸口悶燒。潰瘍惡化出血時，大便會呈黑色。胃出血時，可能會吐血。

可用於製作養生粥膳的食材有：蜂蜜、馬鈴薯、南瓜、圓白菜、無花果、蒲公英等。胃及十二指腸潰瘍患者應注意改善飲食習慣，消除過度的精神緊張。規律用餐，細嚼慢嚥。細嚼慢嚥可促進唾液的分泌，減少胃的負擔。

多吃可強化胃壁、使胃黏膜再生及健脾胃的食物。若胃酸過多要多攝取富含蛋白質的食物，因為蛋白質能保護胃壁。不易消化的食物應少吃。如：魚貝類、脂肪較多的肉類、筍及紅薯等纖維多的蔬菜、過酸過甜的食品。

辛辣刺激、油膩、堅硬的食物應少吃或不吃。如：咖啡、紅茶及香辣調料，平時就要節制食用或調淡些食用，病情嚴重時，應絕對禁止食用。蔬菜類要盡量煮軟再食用。

# 花生紅棗蛋糊粥

這道花生紅棗蛋糊粥所用材料皆具有健脾和胃的功效。花生具有扶正補虛、悅脾和胃、潤肺化痰、滋養調氣、利水消腫等作用。紅棗具有和脾健胃、益氣養血、解毒、安神、養顏等功效，是滋補脾胃的佳品。

糯米也是很好的補脾胃食品，可溫暖脾胃，緩解脾胃虛寒、食欲不佳及腹脹腹瀉等症狀。雞蛋是很好的滋補食品，可為胃腸虛弱者補充營養。此粥具有醒脾和胃、潤肺止咳的功效，適用於胃及十二指腸潰瘍、慢性支氣管炎、久咳、燥咳等。建議空腹溫熱食用此粥。

**材料**　花生 3 大匙，紅棗 5 個，糯米半杯，雞蛋 2 個

**調料**　蜂蜜 3 大匙

**做法**
1. 雞蛋打入碗內，攪勻。
2. 花生去衣，與紅棗、糯米煮成稀粥，加蜂蜜，隨即打入蛋液，煮熟即可。

# 白芨紅棗糯米粥

白芨為蘭科植物白芨的乾燥塊莖，含有揮發油和黏液質等成分。現代醫學研究發現，白芨具有止血、抑菌等功效，可保護胃黏膜不受損傷，對胃及十二指腸潰瘍出血有一定輔助治療作用。

白芨與同樣具有優異健脾胃功效的糯米、紅棗一起煮粥，其功效更為顯著。這道白芨紅棗糯米粥不僅可以養胃生肌，還可以補肺止血，同時也可用於肺胃出血、胃及十二指腸潰瘍出血等症的食療。建議每日分 2 次溫熱服食此粥，10 天為 1 個療程。

**材料**　白芨粉 1 大匙，糯米半杯，紅棗 5 個

**調料**　蜂蜜 2 大匙

**做法**
1. 糯米淘洗乾淨，與紅棗、蜂蜜加水煮粥。
2. 粥將熟時，將白芨粉加入粥中，改小火粥稍煮片刻，待粥黏稠即可。

# 膽囊炎

膽囊炎是最常見的膽囊疾病，分為兩種，即急性膽囊炎和慢性膽囊炎。急性膽囊炎是膽汁淤滯、黏膜損傷和細菌感染引起的急性炎症，主要致病菌是大腸桿菌、厭氧菌等。輕者為急性單純性膽囊炎表現；重者可致膽囊壞疽或穿孔，引起嚴重的膽汁性腹膜炎。慢性膽囊炎多是急性膽囊炎遷延或由膽結石刺激引起的慢性炎症、由於炎症反覆發作使囊壁纖維組織增生，膽囊體積縮小，最後功能喪失，少數膽囊管梗阻致膽囊內積膿或白膽汁。

膽囊炎常與膽石症同時存在，並且女性患者多於男性，尤其是肥胖、多次生育、40 歲左右的女性發病率較高。

適合膽囊炎患者的材料包括：玉米、胡蘿蔔、蘿蔔、番茄、茭白、芹菜、洋蔥、菠菜、茼蒿、薺菜、絲瓜、冬瓜、生薑、香菇、平菇、蚌肉、海蜇、蘋果、山楂、西瓜、梨、金橘、草莓、佛手柑、荸薺、玉米須、蘆根、魚腥草、決明子、荷葉、菊花、金銀花、茉莉花等。

膽道疾病與飲食有密切關係，因此食療具有重要意義，具體應注意以下幾點。堅持少食多餐的原則。飲食應以低脂肪、低膽固醇的食物為主，避免食用動物的腦、肝、腎及蛋黃、魚子等，更不宜食用油炸食品及肥肉等肥膩的食物。應盡量食用富含碳水化合物的流質食品。忌飲酒、濃茶、咖啡，並避免食用含膳食纖維較多的蔬菜和水果。平時應多飲水，以便稀釋膽汁，減少濃膽汁對膽囊壁的刺激。避免食用刺激性食物，以免加重病情。

## 蒲公英粳米粥

蒲公英為菊科蒲公英屬植物蒲公英的全草。中醫認為，蒲公英可解食毒、散滯氣、化熱毒、消惡腫，還可烏鬚髮、壯筋骨。現代醫學認為，蒲公英具有抗病原微生物、提高免疫功能、利膽及保肝等作用，可輔助治療急性黃疸性肝炎、胃脘痛、腮腺炎及其他炎症等。

這道蒲公英粳米粥具有清熱解毒、消腫散結、保肝利膽的功效，也適用於急性乳腺炎、乳癰腫痛、急性扁桃體炎、尿路感染、傳染性肝炎、上呼吸道感染等。建議空腹溫熱食用此粥。

**材料** 蒲公英 40 ～ 60 克（或鮮者 60 ～ 90 身克），粳米半杯

**做法**
1. 蒲公英洗淨，切碎；粳米淘洗乾保淨，備用。
2. 蒲公英與適量水放入鍋中煎取藥汁，去的渣取汁。
3. 粳米放入蒲公英汁中同煮成粥即可。

## 茵陳蚌肉粳米粥

茵陳為菊科植物濱蒿或茵陳蒿的乾燥幼苗。中醫認為，茵陳能祛風濕寒熱邪氣，除頭熱。現代醫學則認為，茵陳具有利膽、保肝、抗菌、抗病毒等功效，其所含的香豆素類化合物還具有擴血管、降血脂、抗凝血的作用，適用於肝炎、膽道疾病、感冒及高脂血症等。

**材料** 茵陳 15 克，蚌肉 100 克，玉米鬚 20 克，粳米半杯，薑片、蔥段各適量

**做法**
1. 茵陳、玉米鬚洗淨，入砂鍋內，加適量清水，以中火煎 20 分鐘，去渣取汁。
2. 蚌用沸水略煮，去殼取肉；粳米淘洗乾淨。
3. 粳米、蚌肉、薑片、蔥段一同放入鍋內，加入適量清水，用大火煮沸，改用小火熬煮 45 分鐘左右，加入藥汁煮沸，再依個人口味加入調料即可。

# 膽結石

膽囊中貯存有肝臟分泌的膽汁，膽結石是由膽汁內無機鹽等雜質沉澱形成的小固態物，是結晶狀物質，主要沉積於膽囊、膽總管、肝內膽管中，往往導致膽管的某一部分梗阻而引起疼痛。而這些沉積物有大有小，有軟有硬，數量也不固定。

根據結晶物沉澱的部位，可將膽結石分為三類，即膽總管結石、膽囊結石和肝內膽管結石。膽總管結石病因尚不清除，原發結石少見，大多繼發膽囊結石或肝內膽管結石。

膽囊結石多為膽固醇結石或以膽固醇為主的混合結石，約半數以上患者長期無明顯症狀。當結石阻塞膽囊管時有膽絞痛，合併感染後則有急性膽囊炎表現。肝內膽管結石又稱肝膽管結石，臨床表現不典型，治療又比較困難。一般來說，膽結石初期病人不會有察覺，只有當膽結石阻塞膽道時，病人才會知道自己已經患有膽結石。

適合膽結石患者的食材包括：胡蘿蔔、南瓜、紅薯、菠菜、甜菜、哈密瓜、芒果、生薑等。膽結石重在預防。平時要少吃含高脂肪、高膽固醇的食物，以減少膽囊素的釋放。膽囊炎發作期間忌食油膩與辛辣的食物，飲食應遵循少吃多餐的原則。要重視早餐。不進早餐，膽汁分泌減少，膽酸含量降低，與膽固醇的比例便失調而易形成膽固醇結石。肥胖者要注意減肥，常吃含維生素 A 的食物。忌飲酒，少吃糖。

# 金錢草粳米粥

常金錢草又叫過路黃，為報春花科植物過路黃見（大金錢草）的全草。金錢草味甘、淡，性微寒，歸肝、膽、腎、膀胱經，具有病清熱解毒、利尿通淋、利濕退黃、排石止痛等功效。

現代醫學認為，金錢草有利膽排石、利尿排石、抑制血小板聚集、抗菌及免疫等作用。這道金錢草粳米粥可清熱祛濕、利膽退黃，同時也用於濕熱蘊積健於肝膽、膽道結石、脅下常痛、厭食油膩等的食療。

**材料** 新鮮金錢草 60 克，粳米 3 大匙

**調料** 冰糖 1 大匙

**做法**
1. 金錢草洗淨，放入鍋中，加水煎汁，去渣取汁。
2. 粳米淘洗乾淨，放入鍋中，倒入藥汁，加適量水，煮成粥，入冰糖拌至溶化即可。

# 生薑粳米粥

生薑可增進血行、驅散寒邪，有溫暖、興奮、發汗、止嘔、解毒等作用，適用於外感風寒、頭痛、痰飲、咳嗽、胃寒嘔吐等症的輔助治療。

生薑可以抑制前列腺的合成，從而遏制結石的形成，因此生薑具有消炎利膽、預防結石的功效。這道生薑粳米粥具有解表、散寒、止嘔、利膽的作用，對風寒感冒兼脾胃虛寒引起的惡寒無汗、鼻塞頭痛、嘔逆不食等也具有食療作用。建議睡前溫熱食用此粥。

**材料** 鮮生薑 6 克，糯米 3 大匙

**做法**
1. 糯米淘洗乾淨；生薑切碎。
2. 糯米與適量水一同加入鍋中，煮成稀粥。
3. 生薑加入粥鍋中，再煮片刻。

# 脂肪肝

脂肪肝是因脂肪代謝紊亂，致使肝細胞內脂肪積聚過多的病變。正常肝內脂肪占肝重的 3%～ 4%，如果脂肪含量超過肝重的 5%即為脂肪肝，嚴重者脂肪量可達 40%～ 50%，脂肪肝的脂類主要是甘油三酯。

脂肪肝多為長期酗酒、營養過剩、營養不良、糖尿病等慢性疾病所致，而藥物性肝損害及高脂血症也是脂肪肝的常見病因。對於中青年來說，生活不規律、飲食不節制、長期飲酒又缺乏鍛鍊是最常見的病因。

中醫病理上並沒有脂肪肝這個詞，從脂肪肝的表現來看，它應屬於中醫「脅痛」、「肝痞」、「積聚」的範疇。中醫認為，脂肪肝是由於飲食失節、過食肥膩厚味或飲酒過量使胃傷脾損，脾胃消化功能下降，脾胃虛弱，引發痰濕內生、肝氣失暢所致。

適合脂肪肝患者的食材、藥材包括:雞肉、魚、豆製品、冬瓜、蘿蔔、茄子、苦瓜、菠菜、白菜、蒜、洋蔥、香菇、木耳、山藥、蓮子、香蕉、蘋果、西瓜、山楂、綠豆、澤瀉、茯苓等。

飲食上應該提倡攝取高蛋白質、高維生素。多吃蔬菜和水果等富含膳食纖維的食物，以減少膽固醇的吸收，加速膽固醇的排泄，降低血脂。主食不可太精細。適當多吃一些粗糧以及具有降脂功效的食物。

不宜食用含糖和脂肪多的食物，盡量少吃或不吃動物內臟、蛋黃、蟹黃等。而糖類在體內可轉變為脂肪，加重脂肪肝，所以不要吃或盡量少吃甜食。少吃零食，睡前不要加餐。酒精性脂肪肝要忌酒戒煙。

# 綠豆薏米粥

綠豆富含蛋白質，是改善脂肪肝症狀的健康食品，綠豆對復發性口瘡、高血壓病等也有一定的食療作用。薏米有利水消腫、健脾去濕、舒筋除痹、清熱排膿等功效，為常用的利水滲濕藥，經常食用薏米對風濕性關節炎、水腫性肥胖、脂肪肝、衰老等症有緩解作用。這道綠豆薏米粥對脂肪肝具有很好的食療作用，脂肪肝患者可常食。

**材料** 綠豆、薏米各 1 大匙

**調料** 蜂蜜少許

**做法**
1. 薏米、綠豆洗淨，用清水浸泡一夜。
2. 將浸泡的水倒掉，綠豆和薏米入鍋，加適量水，用大火燒開。
3. 用小火煮至熟透即可食用。
4. 吃的時候放少許蜂蜜調味。

# 鯪魚黃豆粥

黃豆營養豐富，含有蛋白質、脂肪、礦物質、維生素、大豆異黃酮等物質。它可溶解體內多餘脂肪，降低血脂，預防脂肪肝。這道鯪魚黃豆粥可補充人體所需的多種營養物質，對脂肪肝有一定的食療作用。

**材料** 大米 1 杯，黃豆 3 大匙，罐裝鯪魚 100 克，豌豆粒、蔥花、保薑絲各適量

**調料** 鹽 1 小匙，胡椒粉少許

**做法**
1. 黃豆洗淨，用清水浸粥泡 12 小時，撈出，用沸水汆燙，除去豆腥味；大米淘洗乾淨，用養清水浸泡 30 分鐘；豌豆粒用熱生水燙熟，備用。
2. 鍋中放入大米、黃豆、清水，以大火煮沸，再轉小火慢煮 1 小時。
3. 待粥黏稠時，下入鯪魚、豌豆粒、鹽及胡椒粉，攪拌均勻，撒上蔥花、薑絲，出鍋裝碗即可。

# 便秘

若糞便滯留腸內過久，水分被過量吸收而使糞便乾硬，導致排便困難、排便無規律性、排便次數少於平常且間隔時間超過 48 ～ 72 小時者，稱為便秘。如果每天都能排便，但不十分順暢，且便後感覺尚未排淨、腹脹，也可將此情況列入便秘範圍內。便秘多見於老年人。

造成便秘的原因很多，其中最有可能的原因就是水分不足。當人體內的熱囤積過多時，就會消耗水分，從而使糞便變得過於乾燥，無法順利排出。便秘的另一個原因是大腸蠕動速度降低，若想讓大腸活躍運作，就要保證有充足的氣循環，如果氣停滯或氣不足，排便的動力也會不足，從而導致排便的功能減退。另外，大腸受寒會使蠕動變慢，這也是形成便秘的原因。

中醫認為，便秘多為腸道積熱、腸道津虧、氣血不足所致，治療應以清熱潤腸、養陰生津、補益氣血為主。有助於改善便秘的食材包括：紅棗、葡萄、蘋果、香蕉、梨、橘子、無花果、黃花菜、苦瓜、韭菜、芹菜、白蘿蔔、菠菜、竹筍、糙米、小麥、紅薯、芝麻、核桃等。

便秘的飲食調養方法要根據不同體質而有所區別。肥胖而體熱的人，在飲食方面必須留意多吃具有降熱及通便作用的蔬菜、水果；纖瘦而體內冷性的人，應減少攝入能使身體降溫的水果。

大便的質地與次數和飲水量有關，腸腔內保持足量的水分有助於軟化糞便，從而改善便秘症狀。易加重便秘的食物要少吃，如牛奶、乳製品、蛋類等。增加膳食纖維的攝入量，如穀類食品。

## 松仁粳米粥

松子又稱海松子。中醫認為，松子具有補腎益氣、養血潤腸、滑腸通便、潤肺止咳等作用。現代營養學認為，松仁含有的油脂，可保持腸道潤滑，因此，松仁可改善便秘症狀。這道松仁粳米粥具有潤腸通便的功效，可用於老年氣血不足或熱病傷津引起的大便秘結。建議空腹食用此粥。

**材料** 松仁 1 大匙，粳米 3 大匙

**做法**
1. 粳米淘洗乾淨，放入鍋中，加適量水煮粥。
2. 將松仁和水研末做膏，加入粥內，煮沸 2 ～ 3 次即可。

## 胡蘿蔔菠菜粥

胡蘿蔔具有消食導滯的功效。菠菜是維生素 $B_6$、葉酸、鐵質和鉀質的極佳來源，還含有大量的植物膳食纖維，可促進腸道蠕動，利於排便，且能促進胰腺分泌，幫助消化。菠菜對痔瘡、慢性胰腺炎、便秘、肛裂等病症有輔助食療作用。此粥能清熱解毒、促進排便，有利於身體毒素的排出，對改善便秘有一定作用。

**材料** 胡蘿蔔 100 克，菠菜 50 克，大米半杯

**做法**
1. 胡蘿蔔削皮，洗淨，切成小丁；菠菜用熱水汆燙熟，切成碎末，備用。
2. 大米淘洗乾淨，加適量水煮開後轉小火熬煮至軟爛，加入胡蘿蔔丁。
3. 熬煮大約 30 分鐘，待胡蘿蔔丁煮至軟爛時，放入菠菜碎末，稍煮片刻，即可關火食用。

# 空心菜粳米粥

空心菜又名蕹萊，是旋花科一年生或多年生蔓生草本植物。中醫認為，空心菜具有清熱、涼血、解毒、利尿的功效，也適用於食物中毒、吐血、鼻衄、尿血、癰瘡、疔腫、等症的輔助治療。

空心菜含蛋白質、脂肪、碳水化合物、膳食纖維、無機鹽、胡羅蔔素、維生素 $B_1$、維生素 $B_2$、維生素 C 等營養成分，具有促進腸蠕動、通便解毒的作用。這道空心菜粳米粥具有清熱排毒、促進排泄的功效，對便秘、排便不暢等症具有很好的食療作用。

**材料** 空心菜 200 克，粳米半杯

**調料** 鹽適量

**做法**
1. 將空心菜擇洗乾淨，切碎；粳米淘洗乾淨。
2. 鍋內加清水，放入粳米煮至快熟時，放入空心菜，加鹽，再煮 10 分鐘即可。

# 紫蘇蘆根粥

蘆根又叫葦根。中醫認為，蘆根具有清熱、生津止渴、止嘔除煩、利小便的功效。紫蘇具有降氣消痰、解表散寒、行氣和胃、理氣寬中的功效。綠豆可清熱解毒。這道紫蘇蘆根粥就可幫助人體排出毒素，還能和胃止嘔、利尿解毒，同時也適用於濕熱嘔吐及煩渴、小便赤澀等。

**材料** 綠豆、蘆根各 100 克，薑 10 克，紫蘇葉 15 克

**做法**
1. 蘆根、薑、紫蘇葉一同放入鍋中，加適量水煎湯，去渣取汁。
2. 綠豆洗淨，與做法 **1** 中的藥汁一同放入鍋中煮成粥即可。

# 痔瘡

痔瘡是肛門直腸底部及肛門黏膜的靜脈叢發生曲張而形成的一個或多個柔軟靜脈團的一種慢性疾病。根據痔瘡的發生部位不同可分為內痔、外痔和混合痔。痔瘡為多發病，其中，以內痔發病率為最高，發病率成年人占50%～70%，男性多於女性，多隨年齡增長而逐漸加重。

近年來，由於飲食結構及飲食習慣的改變，發病率明顯上升。引發痔瘡的原因很多。中醫認為，痔瘡是由於飲食不節，過食厚味、生冷、辛辣的食物導致胃腸受損，或因懷孕、慢性腹瀉、長期便秘及久坐等因素造成的。

有助於改善痔瘡的食材包括：蚌肉、田螺、無花果、香蕉、柿子、燕麥、糙米、冬瓜、絲瓜、蘿蔔、萵筍、黃瓜、大白菜等。

痔瘡患者平時應注意以下養生要點：平時應多食蔬菜和水果，特別是具有清熱涼血作用的蔬菜和水果，以改善便秘，從而預防痔瘡。晚餐不要吃得太乾、太飽。多吃富含膳食纖維的食物，以緩和病情。在餐桌上，可以適當地生吃蘿蔔、黃瓜等。平時要多喝水，以便保持大便潤滑。平時可服維生素E，有助於改善頑固性痔瘡。注意少吃油炸、燒烤的食品，少吃味香肥美的油膩食品。不吃刺激性食物，如辣椒等；禁飲酒、咖啡和濃茶，以免使糞便乾燥加重病情。

# 無花果腰果粥

無花果為桑科植物無花果的乾燥花托。現代醫學認為，無花果含有維生素 C、維生素 $B_1$、維生素 $B_2$、微量元素及 17 種人體所需的氨基酸等成分，有促進消化、抗癌、降血壓、增強細胞免疫機能等功效。此外，無花果還可改善痔瘡、小兒吐瀉等病症。這道無花果腰果粥可促進消化、改善痔瘡，長期為痔瘡困擾者不妨常食。

**材料** 無花果數枚，粳米半杯，腰果少許

**調料** 蜂蜜適量

**做法**
1. 無花果與腰果洗淨，備用。
2. 粳米淘洗乾淨，與無花果一同煮粥，待粥軟爛時放入腰果煮至粥熟。
3. 吃的時候可依個人口味放些蜂蜜。

# 香蕉菠菜粳米粥

菠菜富含膳食纖維，可促進胃腸蠕動，保持排便順暢，是改善痔瘡的理想食物。香蕉是真正物美價廉的優質水果，具有很好的清熱解毒、利尿消腫、潤腸通便、潤肺止咳、降低血壓、滋補、安胎功效。這道香蕉菠菜粳米粥可養血止血、潤燥清腸，更適合用於痔瘡出血的食療。

**材料** 菠菜 250 克，香蕉 250 克，粳米半杯

**做法**
1. 菠菜擇洗乾淨，入沸水中汆燙，撈出過涼，擠去水分，切碎；香蕉去皮，切碎；粳米淘洗乾淨，備用。
2. 鍋內加適量水，放入粳米煮粥，八成熟時加入菠菜、香蕉，再煮至粥熟即成。

**貼心提醒**：由於香蕉性質偏寒，故胃痛腹涼、脾胃虛寒、腎功能不全及患有急慢性腎炎者都不宜多食此粥。

# 腹瀉、痢疾

腹瀉是消化系統疾病中的常見症狀之一，可分為急性腹瀉和慢性腹瀉。急性腹瀉多有較強的季節性，好發於夏秋二季。慢性腹瀉是指反覆發作或持續2個月以上的腹瀉。人們往往認為腹瀉不算病，只是由於著涼、飲食不潔或是其他原因所引起的，吃點止瀉藥就可以了，其實不然。

腹瀉可能是其他疾病引起的症狀，如消化不良、腸炎、痢疾、肝病等消化系統疾病。腹瀉在中醫上又稱為泄瀉，中醫認為泄瀉多因身體感受外邪、臟腑功能失調所致，其中以濕邪和脾胃功能失調造成的腹瀉較為多見。

痢疾則多由身體外受濕熱邪毒，內傷飲食生冷，損傷脾胃及大腸所致。中醫認為，氣血邪毒凝滯於大腸，因此痢疾發病於大腸。肝氣鬱結、脾腎虛弱也與痢疾密切相關。

無論是腹瀉還是痢疾都可通過食用粥膳加以調理，適合製作此類粥膳的食物與中草藥包括：山藥、苦瓜、蓮子、薏米、紅棗、馬齒莧、五味子、肉豆蔻、烏梅、五倍子等。

為防腹瀉復發，平時應注意防寒，並避免各種精神刺激，更要注意飲食上的調養。患腹瀉時要忌食生冷、油膩食物；忌食大蒜；忌食高脂肪食品；控制蔬菜、水果、高纖維素及易引起脹氣食物的攝入，如豆類、蘿蔔等；乳糖酶缺乏症患者應控制牛奶的攝入；易患腹瀉的人可多吃一些具有健脾止瀉及酸性、有收澀作用的粥膳。痢疾的防治應遵循初痢宜通、久痢宜澀的原則。由於痢疾多與肝脾有關，因此痢疾的調理應以溫中健脾為主。

## 茯苓赤豆粥

白茯苓是茯苓的一種，茯苓為多孔菌科真菌茯苓的乾燥菌核。茯苓含有蛋白質、卵磷脂、脂肪及酶等物質，具有利尿、消腫、鎮靜、抗腫瘤等作用，可用於輔助治療腹瀉等症，尤其適用於嬰幼兒秋季腹瀉。

赤小豆、薏米都具有利腸胃的作用。這道茯苓赤豆粥對腹瀉有很好的改善作用，建議服用時加少許白糖隨意服食。

**材料** 白茯苓粉 20 克，赤小豆 3 大匙，薏米半杯

**做法**
1. 赤小豆用清水浸泡半天。
2. 將泡好的赤小豆與薏米一同放入鍋中，加適量水一同煮粥。
3. 待赤小豆熟爛後，加白茯苓粉煮熟即可。

## 苦瓜梅子粥

苦瓜為葫蘆科植物苦瓜的果實，含有膳食纖維、胡蘿蔔素、磷、鐵、脂蛋白等營養成分，能提高人體免疫系統的功能。中醫認為，苦瓜具有清熱、解毒、降血糖、祛心火、明目、補氣益精等功效，常用於痢疾、便血等症的食療。

梅子為薔薇科植物梅的乾燥近成熟果實，具有抗菌、抗真菌、驅蟲的作用。中醫認為，梅子可緩解泄痢口渴、赤痢腹痛等症。這道苦瓜梅子粥對於痢疾有很好的食療作用。

**材料** 苦瓜 150 克，大米半杯，梅子少許

**調料** 鹽適量

**做法**
1. 苦瓜洗淨，切絲，放入沸水中汆燙片刻，備用。
2. 大米淘洗乾淨，放入鍋中，加適量清水煮粥，待熟時放入苦瓜絲和梅子，用鹽調味，煮至粥熟即可。

**貼心提醒**：此粥不宜煮得過於濃稠，可稍微稀一點。

# 糖尿病

糖尿病是生活中一種常見的代謝性疾病，與胰島素不足有關，在臨床上可分為原發性和繼發性兩類，其發病的主要原因是遺傳和環境。另外，某些病毒的感染或不健康的生活飲食習慣均可引起糖尿病的發生，任何年齡的人群均有患此病的可能。糖尿病在早期或輕症患者身上可能沒有明顯症狀，但重症糖尿病患者則有較明顯的反應。

糖尿病患者可食用用以下食材製作的粥膳：黑豆、糙米、蚌肉、鱔魚、豆腐、芝麻、圓白菜、韭菜、白菜、菠菜、芥菜、苦瓜、鮮藕、銀耳、荸薺、冬菇、猴頭菇、草菇等。

中醫認為，糖尿病多由平時貪食厚味、內熱傷津以致傷肺胃腎陰虛燥熱、津液不足所致。因此在治療上應以滋陰、清熱、生津為主，同時輔以益氣、固澀、溫陽、活血等法。一般中醫學者認為糖尿病的治療應以飲食療法為主。在飲食上要清淡，不宜用高糖食材製作粥膳加以調理。

此外，糖尿病患者還要注意以下禁忌：平時要吃一些低糖或無糖食品，常吃蔬菜、水果，以達到控制血糖的目的；嚴格控制碳水化合物的攝入量，如麵粉、大米、小米等穀類食物；要注意蛋白質和脂肪的攝入量，脂肪要以植物性脂肪為主，盡量少食動物性脂肪；嚴禁煙酒；忌食辛辣、刺激性強的食物。

# 菠菜粳米粥

菠菜含有一種類胰島素樣物質，其作用與哺乳動物內的胰島素非常相似，故糖尿病人（尤其 II 型糖尿病人）不妨經常吃些菠菜以保持體內血糖穩定。這道菠菜粳米粥具有補血、止血、和血、潤腸的功效，適用於缺鐵性貧血、鼻出血、便血、壞血病、糖尿病及大便澀滯不通等。建議每日早晚食用此粥。

**材料** 新鮮菠菜 100 克，粳米半杯

**做法**
1. 菠菜洗淨，用手撕開，先放在開水中稍煮片刻，以除去草酸，隨即撈出。
2. 粳米淘洗乾淨，放入砂鍋內，加清水 800 毫升左右，煮至米爛粥稠。
3. 粥中加入菠菜拌勻即可。

**貼心提醒**：腸胃虛寒、便溏腹瀉及遺尿者忌食此粥。

# 南瓜粥

南瓜富含胡蘿蔔素、多種礦物質及人體必需的 8 種氨基酸。它還含有大量的果膠，可有效控制血糖上升。南瓜內所含的鈷元素，能增加人體內胰島素的釋放，可在一定程度上預防糖尿病。這道南瓜粥清香、甘甜、爽口，滑而不膩，對預防糖尿病有一定作用。

**材料** 米飯 2 大匙，南瓜 100 克

**做法**
1. 米飯用等量的水煮成黏稠狀。
2. 南瓜切成 2 釐米見方的塊狀，去皮後熬軟（或放入微波爐內加熱）。
3. 將南瓜壓成泥狀。
4. 將南瓜泥放在粥裡，攪拌均勻即可。

**貼心提醒**：南瓜粥不宜食用過多，特別是胃熱的病人更宜少食，否則易產生胃滿、腹脹等不適感。

# 高血脂

高血脂醫學上稱為高脂血症，是現代都市常見病之一。人體血液中的膽固醇含量增高或甘油三酯的含量增高或兩者皆增高的症狀，稱為高血脂症。高血脂多由過食肥膩食物、生活無規律、缺乏鍛鍊所致，而遺傳與環境也是導致高血脂的病因。

另外，患有糖尿病、腎病綜合症、肝膽疾病、胰腺炎等疾病時，血脂也會增高，但這裡所說的高血脂患者是指沒有患上述慢性病而血脂增高的人。

人體內的三大營養素即糖、脂肪、蛋白質的代謝都有一定的規律。正常飲食中的三大營養素通過消化器官和各種代謝的作用，轉化成營養，以供人體基礎代謝、各種功能的正常運轉，多餘的會儲存在體內以備使用。而當飲食不合理或暴飲暴食或過食油膩、脂肪、高糖的食物後，機體消耗遠遠低於攝入，多餘的脂肪、糖就會留在體內，當達到一定程度時，便形成了高血脂。

高脂血症可導致脂肪肝、高血壓、動脈硬化、冠心病等心腦血管疾病。推薦食材適合高血脂患者的食材有：白菜、蘆筍、冬瓜、山藥、百合、洋蔥、扁豆、蘿蔔、芹菜、菠菜、木耳、海帶、紫菜、韭菜、蒜、馬鈴薯、蓮藕、蓮子、薏米、山楂、蘋果、西瓜、枸杞子等。

高血脂患者要養成良好的生活習慣，加強運動，控制體重，避免過於肥胖，還要注意控制飲食。高脂血症大多是飲食不合理造成的，所以平時要注意少吃脂肪含量高的食物，如動物內臟、肥肉、松花蛋、動物油等；多吃含蛋白質、清淡、易消化的食物，如脫脂牛奶、雞肉、豆製品等。

# 山楂蕎麥粥

蕎麥具有補益氣力、降氣寬腸、消積滯、除熱腫等作用。此外，蕎麥還能改善慢性腹瀉、腸胃積滯、偏頭痛、高血壓等症，可控制人體血糖上升，從而在一定程度上預防高血脂、糖尿病。山楂有利於控制血壓、血糖，能降低血脂。這道山楂蕎麥粥可促進消化，對高血壓、高血脂、糖尿病等病症有一定食療作用。

**材料** 蕎麥粉 1 杯，山楂適量

**做法**
1. 山楂洗淨；蕎麥粉用冷水或涼開水調勻。
2. 山楂放入鍋中，加水煮 10 分鐘，再加調好的蕎麥粉，煮熟即可。

# 青蒜馬鈴薯粥

大蒜為百合科植物大蒜的鱗莖，青蒜為百合科植物大蒜的葉，二者的營養價值與藥用功效大致相同，可抑制病菌和病毒，改善機體的免疫功能，能抵抗機體衰老，還具有抗癌、抗肝毒、降血糖、降血壓、降血脂、抗動脈粥樣硬化等作用。馬鈴薯能有效降低血液中的膽固醇，故對高血脂有一定的食療作用。這道青蒜馬鈴薯粥具有很好的降血脂、降低血糖等功效，可用於改善高血壓、高血脂及動脈粥樣硬化等病症。

**材料** 大米 1 杯，青蒜 6 根，馬鈴薯 1 個，洋蔥半個，大蒜 2 瓣

**調料** 高湯、奶油、鹽、胡椒粉各適量

**做法**
1. 青蒜只留蒜白的部分；馬鈴薯切成片狀，備用；大米淘洗乾淨；洋蔥切塊；大蒜切末。
2. 鍋置火上，加熱，加入奶油，爆香蒜末，加入青蒜、馬鈴薯、洋蔥一起炒至熟軟。
3. 高湯、大米加入做法 **2** 中煮滾，轉小火煮至粥熟，最後放入鹽和胡椒粉調味即可。

# 骨質疏鬆

骨質疏鬆是以骨量減少、骨脆性增加和骨折危險性增加為特徵的一種系統性、全身性骨骼疾病，以中老年人較為常見。

骨質疏鬆是全身骨骼成分減少的一種現象，主要表現為骨組織內單位體積中骨量減少、骨礦物質和骨基質隨年齡的增加（或女性絕經後）等比例地減少，骨組織的顯微結構發生改變，致使其骨組織的正常負載功能發生變化。

骨質疏鬆症根據致病原因的不同可分為三類：原發性骨質疏鬆症，如老年性骨質疏鬆症、絕經後骨質疏鬆症等；繼發性骨質疏鬆症，如甲亢性骨質疏鬆症、糖尿病性骨質疏鬆症等；原因不明特發性骨質疏鬆症，如遺傳性骨質疏鬆症等。

適合骨質疏鬆症患者的食材有：穀類、乳製品、豆製品、蘋果、桑葚、葡萄、芝麻、核桃、香菇、木耳、番茄、洋蔥、韭菜、菠菜、菜花、黃花菜、芥菜、海帶、紫菜、牡蠣、蚌肉、蝦、小魚乾、蛋、動物肝、肉類等。

體內鈣的缺乏和維生素D的攝入量不足是誘發骨質疏鬆症的原因之一。因此，除合理的鍛鍊、多曬太陽、藥物補充鈣磷製劑及使用性激素外，最有效且可行的辦法就是通過合理飲食增加富含鈣、維生素D的食物。平時可常食高鈣及富含維生素D的食物。

中醫認為，肝主筋，腎主骨生髓。當肝腎不足、筋骨失養時，就會發生骨質疏鬆症。此時應以補益肝腎為主，可選用調節肝腎、強筋生髓的食物。

## 赤豆核桃糙米粥

核桃為胡桃科植物胡桃的果實，能滋補腎陽、補骨護齒。赤小豆具有清熱解毒、健脾益胃、利尿消腫、瘦肌肉、強筋骨等作用。中醫認為，骨質疏鬆多由肝腎不足、筋骨失養所致。因此，要想治療骨質疏鬆，首先應調養肝腎、強健筋骨。這道赤豆核桃糙米粥能補養氣血、強健筋骨，並能有效預防骨質疏鬆及改善睡眠品質，骨質疏鬆者可常食。

**材料** 赤小豆半杯，核桃適量，糙米 1 杯

**調料** 紅糖 1 大匙

**做法**

1. 糙米、赤小豆淘洗乾淨，瀝乾，加適量水以大火煮開後，轉小火煮約 30 分鐘。
2. 加入核桃以大火煮沸，轉小火煮至核桃熟軟，加糖續煮 5 分鐘，即可熄火。

## 海鮮豆腐粥

蝦仁、魚肉、豆腐均含有豐富的鈣及蛋白質，能較好地補充人體骨骼所需的營養。這道海鮮豆腐粥不僅營養豐富，而且能強健筋骨，對骨質疏鬆症能起到一定的預防作用，適合正處在生長發育中的青少年及中老年人食用。

**材料** 米飯半碗，嫩豆腐 1 盒，蝦仁或魚肉 200 克，蔥 1 根，薑兩片，芹菜 1 棵

**調料** 高湯適量，料酒 1 小匙，胡椒粉、鹽各少許，水澱粉適量

**做法**

1. 將米飯加適量水熬煮成粥；同時將海鮮材料解凍；芹菜切末，備用。
2. 嫩豆腐切成條狀；蔥切成段。將蔥、薑放入油鍋中爆香，再加入海鮮，淋上料酒爆炒。
3. 將高湯倒入鍋中，再放入豆腐、粥一起熬煮至入味。
4. 將水澱粉、鹽加入鍋中，攪拌後關火，起鍋前撒上胡椒粉及芹菜末點綴提味，即可食用。

# 牛奶粥

牛奶富含蛋白質、氨基酸及鈣、磷等營養物質，可提供人體所需的多種營養物質。骨質疏鬆多是由體內缺乏鈣及維生素 D 所致，因此在日常飲食中應注意鈣質及維生素的補充。這道牛奶粥色澤乳白、黏稠軟糯、奶香濃郁，且含鈣量豐富，是骨質疏鬆者補充鈣質的良好來源，尤其適合孕婦食用。

**材料** 大米半杯，牛奶 500 克

**做法**
1. 大米淘洗乾淨。
2. 鍋置火上，放入大米和水，大火燒開，改用小火熬煮 30 分鐘左右，至米粒漲開時，倒入牛奶拌勻。
3. 再用小火熬煮 10 ～ 20 分鐘，至米粒黏稠，溢出奶香味時即成，食用時可根據個人口味加調料調味。

**貼心提醒**：在熬煮這道粥膳時要注意掌握火候，這樣才能熬出美味的牛奶粥。

# 菜花粳米粥

菜花為十字花科蔬菜的花，含有多種維生膳粥素、胡蘿蔔素、葉酸及鈣、磷、鐵等礦物質，養對增強肝臟解毒能力、促進生長發育有一定的功效。這道菜花粳米粥氣味清香、爽口，常服可活血美容，潤腸通便，還可改善骨質疏鬆。

**材料** 菜花 50 克，粳米半杯

**調料** 紅糖適量，香油少許

**做法**
1. 菜花洗淨，切成小塊；粳米淘洗乾淨。
2. 粳米、菜花、紅糖一同放入鍋中，加水 2 碗，以小火煮粥。
3. 待粥稠時，淋入少許香油。

# 蝦仁皮蛋粥

這道粥由多種材料熬煮而成，包含了多種營養成分，尤其富含鈣、胡蘿蔔素及碳水化合物等，可清除人體內的自由基，提高免疫力，補充鈣質，骨質疏鬆有一定的食療作用。

**材料** A：大米適量
B：蝦仁 100 克，胡蘿蔔丁 3 大匙，玉米粒 3 大匙，皮蛋 2 個，油條半根
C：蔥末 1 大匙

**調料** 鹽適量，香油、胡椒粉各少許，料酒 1 小匙，大骨高湯 2 碗

**做法**
1. 皮蛋剝殼，切丁；油條切小段；蝦仁洗淨，去腸泥，切碎，備用。
2. 大米用清水浸泡 3 小時，瀝乾後放入果汁機中攪打 5 秒略打碎，與大骨高湯一起用小火熬煮至熟且濃稠，放入準備好的材料 B（油條除外）煮熟，再加入其他調料調味。
3. 盛入碗中，放入切好的油條和蔥末即可。

# 蝦片粥

蝦角質層的主要成分為甲殼質，像肝素一樣，也是聚多糖類物質。蝦肉的主要成分包括蛋白質、鈣、磷、鉀等物質，能很好地補充人體骨骼發育所需的鈣質，還能補腎益氣、健身壯力。這道蝦片粥鮮美、鬆軟，易消化，並富含鈣、磷等成分，具有很好的補鈣功效，尤其適合小兒及孕婦食用，缺鈣及骨質疏鬆者也可常食。

**材料** 大米半杯，大蝦 200 克，蔥花適量

**調料** 醬油、料酒、澱粉、鹽、白糖、胡椒粉各適量

**做法**
1. 大米淘洗乾淨，放入盆內，加鹽拌勻稍醃。
2. 蝦去殼，洗淨，切成薄片，盛入碗內，放入澱粉、油、料酒，醬油、白糖和少許鹽，拌勻上漿。
3. 鍋置火上，加適量水燒開，倒入大米，再開後改小火熬煮 30 分鐘，至米粒開花、湯汁黏稠時，放入漿好的蝦肉片，用大火燒滾即可。
4. 食用時分碗盛出，撒上蔥花、胡椒粉即可。

# 關節炎

關節炎是最常見的慢性疾病之一，共有 100 多種類型，其中較常見的有風濕性關節炎、類風濕性關節炎、外傷性關節炎、骨性關節炎及化膿性關節炎。骨性關節炎是世界頭號致殘性疾病，嚴重時可使人喪失全部活動能力。而類風濕性關節炎病程達到兩年者，其骨破壞率即為 50%，病情嚴重者壽命能縮短 10 ～ 15 年。關節炎並非老年性疾病，它對任何年齡段的人都有影響。

風濕性關節炎為風濕熱的表現，多見於成年人，常發生於膝、肩、肘、腕等大關節，發病多在上呼吸道感染之後；類風濕性關節炎多見於青壯年，起病緩慢，常發生於手足小關節及骶髂部；外傷性關節炎多因外傷或持續慢性勞損引起關節軟骨發生退行性變或形成骨刺，在運動員及青壯年中多見；骨性關節炎由組織變性及積累性勞損引起，多見於肥胖超重的中老年人，常發生於膝、手指、頸、腰椎等處；化膿性關節炎由細菌侵入關節腔引起，多見於少年兒童，常發生於髖關節。無論何種類型的關節炎，均應及早診治，以免導致永久性關節功能障礙，甚至致殘。

# 綠茶粥

綠茶中含兒茶素和強效的抗氧化性維生素，如β-胡蘿蔔素、維生素C、維生素E等，能加快熱量的燃燒，加速消耗脂肪，有去脂減肥的作用。經常喝綠茶，有減肥瘦身、養顏美容效果。

綠茶還具有抑菌、防衰老和血管硬化、抑制突變、防止輻射損傷、降低膽固醇和血脂等功效。綠茶中的兩種化合物可阻礙能損害軟骨的酶形成，從而預防關節炎。因此，平時常飲綠茶可維持骨骼健康，也可食用以綠茶烹製的養生粥膳。這道綠茶粥可有效抑菌、瘦身，並在一定程度上預防風濕性關節炎。

**材料** 綠茶粉2小匙，大米1杯

**做法**
1. 大米淘洗乾淨，放入鍋中，加適量水煮粥，以大火煮沸後，再轉小火煮至米粒熟軟。
2. 粥中撒上綠茶粉，拌勻即成。

# 乳酪麵包粥

關節炎患者應多食用高蛋白、高熱量、易消化的食物。乳酪就是一種高蛋白食品，其營養非常豐富，蛋白質的含量比同等重量的肉類要高得多，並且富含鈣、磷、鈉、維生素A、B群維生素等營養成分。

乳酪能增進人體抵抗疾病的能力，促進代謝，加強活力，對人體還有保健功效。常食乳酪能大大增加牙齒表層的含鈣量，並補充人體的鈣質，有利於骨骼的發育與健康。這道乳酪麵包粥可在一定程度上預防關節炎，尤其適合兒童及青少年食用。

**材料** 吐司麵包半片

**調料** 乳酪少許

**做法**
1. 吐司麵包去掉硬邊，撕碎。
2. 吐司麵包放入鍋中，加水煮，待水滾轉小火，煮至黏稠狀。
3. 將乳酪倒入麵包粥內拌勻即可。

# 骨折

骨折是指骨與骨小梁的連續性發生中斷，完全或部分斷裂，骨骼的完整性遭到破壞的一種體征。骨折通常分為閉合性骨折、開放性骨折、外傷性骨折及病理性骨折。還可根據骨折的程度、穩定性和骨折後的時間作出分類。

適合骨折病人的食材包括：牛奶、排骨、豆腐、赤小豆、山藥、當歸、螃蟹、牛肉等。飲食調養對骨折的治療十分重要，可選用具有強筋健骨作用的食物與中藥製成粥膳加以調理。另外，骨折後的飲食調養要注意以下禁忌。

鈣是構成骨骼的重要原料，但增加鈣的攝入量並不能加速斷骨的癒合，對於長期臥床的骨折病人，還有引起血鈣增高的潛在危險，同時伴有血磷降低。因此骨折後臥床期間的病人，切忌盲目補鈣。

骨折後如攝入富含鈣、磷的肉骨頭，會促使骨質內礦物質成分增高，導致骨質內有機質的比例失調，從而對骨折的早期癒合產生阻礙作用。

骨折病人常伴有局部水腫、充血、出血、肌肉組織損傷等症狀，而這些症狀的改善需要各種營養素的支援，因此要注意各種食物的搭配。為了保證營養均衡，骨折病人切忌偏食。

骨折病人往往食欲不振，時有便秘。因此，食物既要有營養，又要易消化。忌食糯米等易脹氣或不消化食物，可多吃水果、蔬菜。

# 蟹柳豆腐粥

豆腐除含有大量水分外，其主要成分是蛋白質和異黃酮。因此，不僅能為骨折病人補充營養，還具有抗氧化等養生保健的作用。豆腐作為食藥兼備的食品，具有益氣、補虛等多方面的功能。

螃蟹也是食藥兼備的佳品，有活血散結、消食、益氣養筋、利關節、去熱等功效，適用於骨傷筋斷的食療。這道蟹柳豆腐粥十分適合筋骨損傷後進補之用，常食可促進傷口及斷口癒合。

**材料** 豆腐 150 克，蟹足棒 1 根，大米半杯，蔥花適量

**調料** 鹽適量

**做法**
1. 豆腐切細絲；蟹足棒撕成細絲；大米淘洗乾淨。
2. 大米放入鍋中，加適量清水，浸泡 5 ～ 10 分鐘後以小火煮粥。
3. 待沸後，下豆腐、鹽、蔥花、蟹肉絲，煮至粥熟即成。

# 山藥牛肉粥

山藥、牛肉皆具有很好的補益作用，可健脾胃、強筋骨。現代營養學認為，山藥所含的黏蛋白在體內水解為有滋養作用的蛋白質和碳水化合物，因此，山藥具有極好的強壯滋補作用。牛肉能提高機體抗病能力，尤其適合手術後、病後調養的病人補血、修復組織之用。這道山藥牛肉粥具有很好的強筋健骨功效，處在修養期的骨折病人可常食。

**材料** 大米半碗，山藥、牛肉各 100 克，薑絲、香菜各適量

**調料** 鹽少許

**做法**
1. 大米淘洗乾淨，用清水浸泡 1 小時；山藥去皮，切丁；牛肉切片。
2. 大米放入鍋中，加適量水，用大火煮開，加入山藥丁，再改小火慢煮至稠，再加入牛肉片一起煮。
3. 起鍋前加入鹽調味，撒上薑絲、香菜即可。

# 皮膚瘙癢

皮膚瘙癢是一種自覺症狀，臨床上把只有瘙癢感而無原發性皮膚損害的皮膚瘙癢稱為瘙癢症。皮膚瘙癢好發於中老年人，多見於冬天和夏天。皮膚癢的範圍不定，可局限於一兩處或廣泛發生，也可導致全身皮膚發癢。發癢的程度也不定，往往間歇出現或連續不斷。皮膚瘙癢症屬中醫學的風瘙癢範疇。

一般的皮膚瘙癢通過中西醫治療，可較快得到控制和改善。症狀輕者可單純通過內服中藥及外洗進行治療；重症及頑固者宜將中西藥結合進行治療；皮膚瘙癢者若由內科疾患所致，往往反覆發作且不易控制，因此應先處理內科疾病。

在藥物治療的同時，也要輔以飲食調理，可食用具有止癢作用的粥膳。但在平日的生活調養方面，應注意以下幾點。忌食發物與刺激性強的食物，如魚、蝦、蟹、蔥、蒜、韭菜、酒等。要加強營養與必要的鍛鍊，以提高機體自身免疫力。老年人皮膚瘙癢多為血虛、陰虛所致，若血脂肪正常，可適當吃些含油質較多的食物。夏季瘙癢症應盡量避免烤、炸、辣食物。

另外，還要養成良好的生活習慣。平時應注意皮膚的清潔衛生；注意內衣材質的選擇；老年瘙癢症及冬季瘙癢症應避免洗熱水澡，溫水適宜，減少清潔劑、香皂的使用，洗澡後應立即擦綿羊油或嬰兒油、乳液；注意調節室內溫度，室內不宜太乾燥等。

# 馬齒莧赤小豆粥

馬齒莧為馬齒莧科植物馬齒莧的全草。味酸，性寒，無毒，具有散血、消腫、治外瘡等功效。現代醫學認為，馬齒莧含有豐富的胡蘿蔔素，能促進上皮細胞的生理功能和潰瘍的癒合，對皮膚瘙癢等症有一定的療效。赤小豆具有消腫、解毒、排膿等功效。皮膚瘙癢者可常食此粥，以改善瘙癢症狀。

**材料** 馬齒莧 30 克，赤小豆 2 大匙，粳米半杯

**做法**
1. 馬齒莧擇洗乾淨，入沸水中汆燙後曬乾備用；粳米淘洗乾淨。
2. 赤小豆洗淨，放入砂鍋中，加入適量清水，以大火煮沸，再改用小火煮30分鐘，待赤小豆熟爛，加入粳米，視需要可加適量溫開水，繼續用小火煮至赤小豆、粳米熟爛如酥，加入馬齒莧小段，拌勻，再煮至沸即可。

# 胡蘿蔔肉皮粥

胡蘿蔔具有健脾消食、補肝明目、透疹、降氣止咳的功效，適用於小兒營養不良、麻疹、夜盲症、便秘、高血壓、腸胃不適、飽悶氣脹等的食療，同時可改善皮膚乾燥的狀況，從而緩解皮膚瘙癢。

肉皮富含膠原蛋白和彈性蛋白，可補充和合成人體膠原蛋白，滋潤肌膚，增加皮膚彈性，減少皺紋，光澤頭髮。這道胡蘿蔔肉皮粥營養豐富，常食可從內部調理身體，可避免出現皮膚因乾燥而瘙癢的情況。

**材料** 胡蘿蔔、肉皮各 100 克，粳米半杯

**調料** 鹽適量

**做法**
1. 胡蘿蔔削皮，洗淨，切成細絲，備用。
2. 肉皮處理乾淨後，切成條狀，汆燙後撈出。
3. 粳米淘洗乾淨，放入鍋中，加適量水煮成粥，待粥軟爛時加入肉皮、胡蘿蔔、鹽，煮熟即可。

# 濕疹

濕疹是由多種內外因素所致的一種常見且伴有瘙癢的過敏性皮膚病，分為急性濕疹、亞急性濕疹和慢性濕疹三種。其中，急性、亞急性濕疹自然病程為 2 ～ 3 周，之後常轉為慢性，且易復發。

濕疹可發生在身體任何部位，但好發於面部、耳周、腋窩，肘窩、陰囊、外陰及肛門周圍等部位。發病原因未明，但一般認為，過敏體質是發病的主要原因，同時也受外界各種因素的影響。

濕疹的常見病因包括：過敏反應（包括外物刺激過敏、吸入的物質過敏及食物過敏）、外界的刺激及精神因素。如牛奶、魚、蝦、慢性病灶及花粉等都是可致病或使病加劇的誘因。

兒童是濕疹發生的高危人群。為避免因食物過敏而引發濕疹，至少在滿 1 周歲之前不要給孩子吃整個的雞蛋或魚。還應注意保護孩子不要接觸到下列潛在致敏源：煙草、煙霧、寵物的毛髮及空氣中傳播的刺激物，如小蟲子、花粉等。

適合濕疹患者的食材有：綠豆、冬瓜、苦瓜、蓮子、桂花、胡蘿蔔、番茄等。對於濕疹患者來說，更重要的是要注意飲食上的養生。濕疹患者飲食宜清淡，因此十分適合通過食用粥膳進行調理。可多食具有清熱利濕功效的食物製成的粥膳，如綠豆、冬瓜、苦瓜等。還要注意營養成分的均衡攝取，可多食用富含維生素和礦物質的蔬菜和水果。但要避免食用刺激性強的食物，如酒、咖啡、辣椒等。而發物、高蛋白及甜膩食物也應少吃，如魚、蝦、蟹等。

## 苦瓜羊腩燕麥粥

苦瓜營養豐富，含有蛋白質、脂肪膳食、碳水化合物等營養成分。此外，苦瓜還含有膳食纖維、胡蘿蔔素、苦瓜苷、多種礦物質、氨基酸及較多的脂蛋白等，可促進人體免疫系統抵抗癌細胞。

苦瓜具有清熱解毒的功效，對濕疹有較好的食療功效。羊腩具有補虛溫中、益腎壯陽的作用。這道苦瓜羊腩燕麥粥可清熱、祛火，還可補益腎虛，適用於濕疹等症。

**材料** 大米、燕麥各半杯，羊腩 50 克，苦瓜 100 克，薑片少許

**調料** 鹽、料酒各 1 小匙，胡椒粉少許

**做法**
1. 大米淘洗乾淨，用清水浸泡 30 分鐘；燕麥淘洗乾淨，用清水浸泡 8 小時。
2. 羊腩處理乾淨，切塊，燙透，除去血污備用；苦瓜洗淨，去瓤，切片，燙透後撈出，備用。
3. 鍋中加入清水、大米、燕麥，上火燒沸，下入羊腩、薑片及調料，攪拌均勻，轉小火，煮 1 小時，再下入苦瓜煮 10 分鐘，離火，出鍋裝碗即可。

## 草莓綠豆粥

綠豆具有清熱涼血、利濕、解毒等功效，非常適合患濕疹者食用，尤其適合有明顯發熱、疹紅水多、大便幹結、舌紅苔黃等症狀者。草莓具有潤肺生津、健脾和胃、補血益氣、涼血解毒的功效，對多種疾病均有輔助療效。

**材料** 糯米 1 杯，綠豆半杯，草莓 250 克

**調料** 白糖適量

**做法**
1. 綠豆挑去雜質，洗淨，用清水浸泡 4 小時；草莓去蒂，擇洗乾淨。
2. 糯米淘洗乾淨，與泡好的綠豆一同放入鍋內，加入適量清水，用大火燒沸。
3. 煮沸後，轉小火煮至米粒開花、綠豆酥爛，加入草莓、白糖攪勻即成。

# 痤瘡

痤瘡俗稱「粉刺」、「青春痘」，是一種多發於青少年的毛囊皮脂腺的慢性皮膚炎症。通常此病女性比男性發病早，而男性比女性病情重。此病病程慢，常持續至成人期，30 歲以後逐漸趨向穩定或痊癒。痤瘡如不及時治療或防治不當，可遺留終生難愈的瘢痕而影響容貌。

本病多從男女青春期開始發病。由於青春期雄性激素分泌旺盛，皮脂腺增大，皮脂分泌增多，同時使毛囊、皮脂腺導管角質化過度，皮脂淤積於毛囊形成脂栓，即粉刺。另外，遺傳、內分泌功能障礙、多脂多糖類及刺激性飲食、高溫及某些化學因素等，也可能是該病的誘因。

中醫認為，痤瘡的治療應以清熱、去濕、涼血等方法為主。以面部較為多見，也見於胸背部皮脂腺較豐富的部位，油性皮膚更嚴重，多表現為粉刺、丘疹、膿皰、結節及囊腫等，常伴油脂溢出。

有白頭粉刺和黑頭粉刺。如用手擠壓黑頭粉刺，可見乳白色脂栓被擠出；白頭粉刺常由於細菌感染而發生毛囊炎症性小丘疹，丘疹頂端有膿皰，後遺留點狀萎縮性疤痕。嚴重時可見如豌豆大小的暗紅色堅硬結節。有的粉刺可發展成柔軟的囊腫，囊內有血性膠凍狀液體，即囊腫性痤瘡。

適合痤瘡患者的食材、藥材包括：薏米、蓮子、苦瓜、海藻、金銀花、蒲公英、魚腥草等。

# 苦瓜粳米粥

苦瓜是藥食兩用的食療佳品，民間自古就有「苦味能清熱」和「苦味能健胃」之說。現代醫學認為，苦瓜能提高免疫系統的功能，同時還利於人體皮膚新生和傷口癒合。痤瘡的治療往往以清熱、去濕、涼血為主，因此，苦瓜是改善痤瘡較好的選擇。

**材料** 苦瓜 100 克，粳米半杯

**調料** 冰糖 1 大匙，鹽少許

**做法** 1. 苦瓜去瓤，切成小丁；粳米淘洗乾淨。

2. 苦瓜、粳米一同放入鍋中，加入適量水，用大火燒開後，放入冰糖、鹽，再用小火熬煮成稀粥。

# 天葵薏米粥

天葵草，又叫天葵子。味甘、苦，性寒，歸肝、胃經，具有清熱解毒、消腫散結的功效，常用於癰腫疔瘡、乳癰、瘰鬁、毒蛇咬傷等的輔助治療。現代醫學認為，天葵草對疔、瘡等具有較好的療效。以天葵草與粳米煮粥，可清熱利水、健脾滲濕、解熱毒、消粉刺，適用於青春痘、痤瘡。

**材料** 天葵草鮮品 50 克，薏米 2 大匙

**做法** 1. 薏米淘洗乾淨，留取淘米水；天葵草洗淨，備用。

2. 天葵草、薏米、淘米水一同放入鍋中煮 30 分鐘即成。

**貼心提醒**：食粥時，天葵草挑出勿吃。每日服此粥小半碗，同時可取適量熱汁擦洗患處。

# 月經不調

月經是女性特有的生理現象，是指有規律的、週期性的子宮出血。正常月經週期的計算法：從月經週期的第一天至下次月經週期的第一天，天數一般為 25 ～ 35 天，但也有少數人 2 個月、3 個月或一季月經才來潮一次的，只要週期規律，亦屬於正常範疇。若週期低於 21 天，則為月經先期；若週期大於 35 天，且有一直向後拖延的趨勢，則為月經後期。

月經不調是指與月經有關的多種疾病，包括月經的週期、經期、經量、經色、經質的改變或伴隨月經週期前後出現的某些症狀。

中醫認為，導致月經不調的原因主要包括心情抑鬱、體質虛弱、飲食不當、不良的生活習慣等，這些會造成臟腑功能紊亂、氣血失調。因此，治療月經不調主要應以調理氣血、平衡臟腑功能為主。另外，月經不調也與血液淤滯、血流不暢有關，因此在治療時也要注意活血化淤。

對於月經不調，最好避免用藥物治療。只要平時注意飲食養生，通過食療同樣可以改善月經不調，而且更有益於健康。月經提前者應注意補鐵和維生素 C；月經推後者則應注意加強營養，避免貧血；經血過多者應多食富含蛋白質、鐵等具造血功能的粥膳。

適合月經不調者的食材、藥材包括：海參、蚌肉、烏賊魚、烏雞、阿膠、紅糖、山楂、山藥、冬瓜、木耳、蓮藕、芍藥等。另外，還要注意調節不良的情緒；平時應多飲開水，保持大便通暢；多吃新鮮蔬菜和水果；經期不食生冷、寒性及刺激性的食物，如冷飲、蔥、薑、辣椒等。

## 芍藥粳米粥

芍藥別名將離，屬毛莨科多年生宿根草本植物。芍藥的肉質塊根為重要的中藥材，白芍則更為名貴，有鎮痛、解熱等功效。野生芍藥根為赤芍，其味苦，性微寒，有涼血、散淤的功效。中醫認為，芍藥花具有養血柔肝、充盈氣血、調經美容的作用，適用于面部黃褐斑、皮膚粗糙、黯淡、萎黃者。

這道芍藥粳米粥具有養血調經的功效，能改善肝氣不調、氣血虛弱所致的脅痛煩躁、經期腹痛等症。建議空腹食用此粥。

**材料** 芍藥花（色白陰乾者）6 克，粳米半杯

**調料** 白糖少許

**做法** 1. 粳米淘洗乾淨，與適量水一同放鍋中煮粥。

2. 待煮沸 1 ～ 2 次後，加入芍藥花再煮至粥熟，加入白糖即可。

## 薔薇花粥

薔薇花為薔薇科植物多花薔薇的花常朵。中醫認為，薔薇花味甘，性涼，見具有清暑、和胃、止血的功效，對暑熱、吐血、口渴、瀉痢、瘧疾、刀傷出血等病症均有較好的食療功效。這道薔薇花粥具有與醒脾利氣、止痛等功效，對月經不調有一定的幫助。

**材料** 綠豆、粳米各 3 大匙，薔薇花 4 朵

**調料** 白糖適量

**做法** 1. 綠豆用清水浸泡發脹；粳米淘洗乾淨備用。

2. 綠豆、粳米與適量水一同放入鍋中煮成粥。

3. 薔薇花、白糖加入粥鍋中，稍煮即成。

## 天山雪蓮粥

芡實具有補中益氣、滋養強壯、鎮靜等功效，適用於慢性泄瀉、小便頻數、夢遺滑精、女性帶多腰酸等症。桂圓自古以來就被視為珍貴的滋補佳品，具有補心益脾、養血安神的功效，是改善健忘、驚悸和病後虛弱、貧血萎黃、神經衰弱、產後血虧等的佳品。

**材料**　白果、天山雪蓮各適量，麥片 2 大匙，芡實、桂圓肉各 30 克，大米 3 大匙，紅棗 10 個

**做法**　**1.** 所有材料均洗淨，備用。

**2.** 鍋中加適量水，放入所有材料煮粥，粥熟後即可食用。

## 烏賊魚粥

烏賊魚又叫墨魚，味酸，性平，無毒，具有益氣強志、通月經、固精止帶、止血、止酸、斂瘡的功效，可輔助治療女性帶下、月經過多、咳血、各種濕疹及胃酸分泌過多等。現代醫學認為，烏賊魚具有抗腫瘤的作用，還可以改善胃及十二指腸潰瘍、瘧疾、哮喘等病症。這道烏賊魚粥可改善女性經期不適，對月經不調有較好的療效。

**材料**　乾烏賊魚 50 克，粳米半杯，蔥段、薑片各適量

**調料**　鹽適量

**做法**　**1.** 乾烏賊魚用溫水泡發，沖洗乾淨，切成丁；粳米淘洗乾淨。

**2.** 起鍋熱油，下蔥段、薑片煸香後，加入清水、烏賊魚肉，煮至熟爛，加入粳米，繼續煮至粥成，再用鹽調味即可。

# 痛經

痛經是指女性在月經週期及其前後出現的小腹或腰部疼痛，有時甚至痛及腰骶。目前臨床上常將痛經分為原發性和繼發性兩種，原發性痛經是指經婦科檢查後，生殖器官未發現明顯器質性的病變，常見於月經初潮或初經後不久的未婚少女；而繼發性痛經則是因生殖系統的器質性病變而引發的嚴重經痛，常見於子宮腺肌症、巧克力囊腫及盆腔炎等患者。

中醫認為，女性在經期及月經前後，生理上衝任的氣血較平時變化急驟，此時若感病邪或潛在病因與氣血相干，以致衝任、胞宮氣血運行不暢，則易致疼痛，即不通則痛。或因為衝任、胞宮失於濡養，進而導致痛經，即不榮則痛。

適合痛經患者的食材包括：扁豆、絲瓜、桃仁、菠菜、銀耳、木耳、核桃、花生、紅棗、荔枝、桂圓、栗子、桃、牛肉、雞肉、鴨蛋、鯉魚、鯽魚、墨魚、蝦、枸杞子、益母草、牡丹花、芍藥花、赤小豆、黑豆、綠豆等。

針對痛經的不同病因，需要採取不同的調養方法，基本上可採取活血化淤、行氣理氣、溫經散寒、祛濕、益氣補血、益腎養肝等方法。另外，女性在月經前後一周內均應遵守下列基本養生原則。避免過度運動或勞累，以防經血過多、經期延長或閉經。在飲食方面，少吃生冷、辛辣刺激性食物，多飲溫水。生活起居要有規律，避免淋雨、涉水，勿用冷水洗澡、洗頭，洗頭後立即吹乾頭髮。月經期間應定時換衛生巾，保持外陰部清潔，禁止坐浴。減少情緒波動，保持心情開朗，以免引發痛經或疼痛加重。

# 益母草汁粥

益母草為唇形科植物益母草的全草，具有活血、化淤、調經、消水等功效，常用於輔助治療女性月經不調、痛經、閉經、惡露不盡、難產、胞衣不下、產後血暈、淤血腹痛、崩漏、尿血、瀉血、癰腫瘡瘍等症，也可改善急性腎炎水腫、痢疾等。生地黃具有清熱涼血、滋陰生津的功效，常用於血熱毒盛、吐血、鼻出血等的輔助治療。這道粥膳具有滋陰、養血、調經、化淤的功效，適用於女性痛經、淤血腹痛等。建議每日分2次溫服此粥。

**材料**　鮮益母草汁半大匙，身鮮生地黃汁 40 克，鮮藕汁 40 體克，粳米半杯，生薑汁少許

**調料**　蜂蜜半大匙

**做法**　1. 粳米淘洗乾淨，與適量水一同放鍋中煮成粥。

2. 待粥熟時，加入鮮益母草膳養汁、鮮生地黃汁、鮮藕汁、生生薑汁、蜂蜜，煮成稀粥即可。

**貼心提醒**：此粥病癒即停，不宜久服。

# 牡丹花粳米粥

牡丹花具有調經活血的功效，可輔助治療女性月經不調、經行腹痛、閉經等症。牡丹花能調理氣機，益氣養血，因此能調女性經血而止經期腹痛。此外，牡丹花還能通經絡、利關節，常用作關節痺痛、女性經閉腹痛等的輔助治療。這道牡丹花粳米粥具有通經袪淤、養血調經的功效，可緩解女性月經不調、行經腹痛等，適宜閉經女性食用。建議空腹食用此粥。

**材料**　牡丹花（陰乾者 6 克）、（鮮花可用 10 ～ 20 克），粳米半杯

**調料**　白糖少許

**做法**　1. 粳米淘洗乾淨，與適量水一同放入鍋中煮粥。

2. 鍋中粥煮沸 1 ～ 2 次後，加入牡丹花再煮，粥熟後加入白糖調勻即可。

# 子宮癌

子宮癌確切的名稱是子宮體癌或子宮內膜癌，主要發生在子宮內裡，與宮頸癌有所不同。子宮癌的高發者包括：初潮早、絕經晚的絕經後女性；患有肥胖症、糖尿病或高血壓的女性；卵巢功能長久失調者；未生育者；不育者；月經不規律或子宮內膜增生者；常服用避孕藥的女性。另外，女性更年期後長期服用激素類藥物也可能增加患子宮癌的機會。

到目前為止，醫學界對誘發子宮癌的原因還未確定。一般認為可能是多項因素的交叉協同作用引起的，這些危險因素包括：宮頸糜爛、性行為頻繁或性生活紊亂、忽略性行為的清潔衛生、忽略經期衛生、性伴侶包皮過長等。

子宮癌在早期發現，可以及早治療，痊癒的機會較高。如不治療，子宮內膜癌能穿透子宮壁侵犯膀胱或直腸，或擴散到陰道、輸卵管、卵巢或更遠的器官。

適合子宮癌患者的食材包括：大白菜、茄子、番茄、荸薺、菱角、莧菜、香菇、獼猴桃、無花果、花生、薏米、黃豆、紅薯、綠茶等。

子宮癌患者重在治療，同時也要注意飲食上的養生。子宮癌患者的飲食要以清淡為主，營養全面而均衡，注意粗細糧的搭配，烹調得當，飲食要能維持正常體重。建議患者嘗試以下飲食：新鮮的天然黃色蔬菜和水果，如圓白菜；豆類及其製品；多吃魚；低脂乳製品、茶、全穀類；適當吃些瘦肉、禽蛋類，肉類應以禽類為主。注意少吃油。可選擇上述食材製成清淡、滋補的粥膳，既營養又健康，是子宮癌患者不錯的飲食選擇。

## 香菇粥

香菇營養豐富，被視為菇中之王。香菇含有 10 多種氨基酸，還含有維生素 $B_1$、維生素 $B_2$、煙酸及礦物質等。香菇對增強抗病能力和緩解感冒症狀均有良好效果，經常食用香菇可預防各種黏膜及皮膚炎、血管硬化等病症，可降低血壓，對人體健康大有裨益。這道香菇粥有一定的防癌抗癌作用。

**材料** 大米半碗，香菇 50 克

**調料** **A**：鹽 1 小匙，雞精、胡椒粉各半小匙

**B**：香油少許

**做法**
1. 大米淘洗乾淨；香菇洗淨，切成薄片。
2. 將大米、香菇放入鍋內，加適量水，置大火上燒沸。
3. 加入調料 **A**，再用小火煮 30 分鐘，加入調料 **B** 出鍋裝碗即成。

## 大白菜粳米粥

大白菜具有清熱除煩、通利腸胃、消食養胃的功效，可改善肺熱、咳嗽、咽幹、口渴、頭痛、大便秘結、痔瘡出血等。現代營養學認為，大白菜含有大量的膳食纖維、蛋白質、脂肪、多種維生素及鈣、磷、鐵等礦物質，有助於增強機體免疫功能，還能促進排便，稀釋腸道毒素。

白菜所含的微量元素鉬可抑制人體對亞硝酸銨的吸收、合成和積累，故有一定抗癌作用。這道大白菜粳米粥可在一定程度上預防癌症，適用於子宮癌、熱病後煩熱口渴、大便不通等。

**材料** 粳米半杯，大白菜、蔥花各適量

**做法**
1. 大白菜洗淨，粳米淘洗乾淨。
2. 將粳米加入適量水，放鍋中煮成粥。再放入大白菜，用中火煮約 8 分鐘即可。

# 子宮肌瘤

子宮肌瘤主要由子宮平滑肌細胞增生而形成，其確切名稱應為子宮平滑肌瘤，是女性生殖器官中最常見的一種良性腫瘤。子宮肌瘤多見於四五十歲的女性，發病率約為 20% ～ 30%，隨著年齡的增長，比例逐漸上升。子宮肌瘤根據其發生的部位不同，大體上可分為腹腔的漿膜下肌瘤、黏膜下肌瘤及肌層內肌瘤三大類。子宮肌瘤的發病原因至今仍未確定，一般認為可能與體內雌激素過多以及長期刺激有關。

中醫認為，子宮肌瘤的形成，多與正氣虛弱、血氣失調有關。正氣虛弱是形成本病的主要因素。此病一旦形成，邪氣更加旺盛，正氣則更易受損，因此後期易形成正氣虛、邪氣實及虛實錯雜的病情。

適合子宮肌瘤患者吃的食材有：白菜、芹菜、菠菜、黃瓜、冬瓜、豆腐、海帶、香菇、玉米、豆類、花生、芝麻、雞肉、牛奶等。

中醫對子宮肌瘤的治療，一般從調理氣血、化淤散結、補益沖任著手，通過全面調理女性各臟器功能，調整內分泌，改善微循環，清除體內淤積，達到消除子宮肌瘤的目的。

在飲食養生方面也應多加注意。要培養良好的飲食習慣；飲食定時定量，不暴飲暴食；堅持低脂肪飲食，多吃瘦肉、雞蛋、綠色蔬菜、水果等；多吃五穀雜糧；常吃營養豐富的乾果；忌食辛辣、酒類、生冷食品。

# 蝦仁白菜粥

小白菜中所含的礦晃物質鈣、磷能夠促進骨骼的發育，加速人體的新陳代謝和增強機體的造血病功能。胡蘿蔔素、煙酸等營養素也是維持生與命活動的重要物質。常食小白菜可緩解精神緊張，並在一定程度上預防癌症，還有助於蕁麻疹的消退。這道蝦仁白菜粥有助於排出身體毒素，對子宮肌瘤有一定的食療功效。

**材料** 大米 1 杯，鮮蝦仁 100 克，小白菜 1 棵，嫩薑 1 片

**調料** 鹽 1 小匙

**做法**
1. 大米淘洗乾淨，放入鍋中，加適量水以大火煮沸後，改小火煮至米粒熟軟。
2. 用牙籤挑去蝦仁背上的泥腸；小白菜去根，洗淨，切小段；薑洗淨，切細絲。
3. 小白菜、薑先下入粥鍋中，煮沸後再下蝦仁，待蝦仁煮熟，加鹽調味即成。

**貼心提醒**：痛風患者慎食此粥。

# 芹菜粳米粥

芹菜又稱香芹，具有清熱涼血、利水消腫、平肝、止血之功效，可緩解高血壓、頭暈、煩渴、水腫、女性月經不調、赤白帶下等病症。芹菜還具有一定的抑制腫瘤生長、補血等作用。這道芹菜粳米粥具有清肝熱、降血壓、祛風、利濕、調經、降脂等功效，對子宮肌瘤具有一定的食療作用。建議早晚空腹食用此粥。

**材料** 粳米 1 杯，芹菜連根 120 克

**調料** 鹽適量

**做法**
1. 芹菜連根洗淨，切成 2 釐米長的段，放入鍋內；粳米淘洗乾淨。
2. 粳米放入鍋內，加適量水用大火燒開，然後改小火熬煮。
3. 粥熟時，加鹽調味即可。

# 腐皮白果粥

白果又稱銀杏，為銀杏科植物銀杏的種子。白果可輔助治療哮喘、痰嗽、帶下、遺精、小便頻數等。這道腐皮白果粥具有斂肺定喘、收澀止帶的功效，適用於脾虛型、濕毒型帶下。

**材料** 大米半杯，豆腐皮 100 克，白果 50 克，枸杞子少許

**做法**
1. 大米淘洗乾淨，用清水浸泡 30 分鐘。
2. 豆腐皮用溫水清洗後切成絲狀；白果去殼，去芯，備用。
3. 大米、白果一同放入鍋中，以大火煮沸後放入豆腐絲稍煮再轉小火熬成稠粥後，加入枸杞子，盛出即可。

**貼心提醒**：白果有毒，故不可多食此粥。

# 小麥血肝粥

小麥具有養心、益腎、除熱、止渴等功效。雞血味咸，性平，入心、肝二經，具有祛風、活血、通絡的功效。雞肝具有補腎安胎、明目的功效。以小麥、雞血、雞肝及大米煮粥，可養心除煩、利肝益氣，適用於女性崩漏帶下。

**材料** 小麥、大米各半杯，雞血、雞肝各適量

**調料** 醪糟半杯，鹽適量

**做法**
1. 小麥、大米淘洗乾淨，用清水浸泡 30 分鐘。
2. 做法 1 中的材料放入鍋中，加適量水煮沸，再改小火熬成粥。
3. 雞血、雞肝切小粒，用醪糟拌勻，放入粥內煮熟，起鍋前撒鹽稍煮片刻即可。

# 更年期症候群

更年期症候群是指由於卵巢功能衰退，雌激素分泌水準下降而引起植物神經系統功能失調的症候群，好發於 46 ～ 50 歲之間的中年女性。更年期是女性由生育期向老年期的過渡階段，在這一階段內，女性內分泌系統逐漸衰退，生殖功能開始減弱，女性第二性征逐漸退化，生殖器官慢慢萎縮，最後喪失生育功能。

大多數更年期女性，僅會出現輕微的月經失調症狀，直到最後完全停經，並不需要特別治療。但少數女性因卵巢功能衰退而引起內分泌及神經系統功能紊亂，形成比較嚴重的更年期綜合症，會嚴重影響到生活與工作。另外，部分年輕女性因卵巢功能衰退，也會提早出現嚴重的更年期症候群。一般絕經早、雌激素減退快（如手術切除卵巢）以及平時精神狀態不穩定者，較易出現症狀，且程度往往較重。

更年期症候群要注意飲食療法。在日常生活中要注意飲食養生。平時可用一些具有滋陰、溫腎、養心、疏肝功效的食物與藥材製成養生粥膳加以調養，以緩解或改善更年期的不適。

能緩解更年期症候群的食材、藥材包括：菊花、桑葚、牡蠣、山藥、香椿、枸杞子、茯苓、肉蓯蓉、龍骨、肉桂、山茱萸、何首烏、女貞子、石決明、丹參、天冬、麥冬、柏子仁、生地、甘草、五味子、黃連、半夏、陳皮、竹茹、柴胡、白芍、合歡皮等。

# 何首烏蛋黃粥

何首烏是較為常見的中藥材，具有調節免疫力、促進毛髮生長及降脂等作用。中醫認為，正氣虛是導致衰老的基本因素，也是老年病頻繁發起的內在原因。何首烏善於補益人體的精血，精血足則正氣盛，可以增強抗病能力，延緩衰老。

黃豆含有一種叫大豆異黃酮的物質，這種物質可有效清除體內的自由基，幫助人體排出毒素，從而延緩衰老。酸棗仁具有養心、安神、斂汗等功效，適用於更年期神經衰弱、失眠、多夢、盜汗等症。更年期女性可常吃此粥。

**材料** 何首烏 50 克，雞蛋 2 個，粳米半杯，黃豆 2 大匙，酸棗仁 1 大匙，生薑末適量

**調料** 鹽、香油各適量

**做法**
1. 何首烏、黃豆、酸棗仁放入鍋中，加適量水煎成藥汁。
2. 雞蛋只取蛋黃；粳米淘洗乾淨。
3. 粳米放入砂鍋中，加入藥汁、清水，用大火煮沸後，打入蛋黃，將蛋黃打散，用小火煮成粥後，再加入鹽、生薑末、香油即可。

# 香椿豆腐粥

豆腐含有豐富的蛋白質和碳水化合物，有清熱解毒、生津潤燥、調和脾胃、下大腸濁氣等功效。豆腐可在一定程度上預防骨質疏鬆、乳腺癌和前列腺癌的發生，是更年期的保護神。香椿具有清熱解毒、潤膚明目、健脾胃等功效。因此，這道香椿豆腐粥具有清熱解毒等功效，能較好地改善更年期症候群的症狀。

**材料** 米飯 1 碗，豆腐 1 塊，香椿適量

**調料** 清湯適量

**做法**
1. 香椿擇洗乾淨，切成末；豆腐放入開水中煮一下，切成末。
2. 鍋內放入清湯、米飯一同煮至米飯軟爛，再放入豆腐末、香椿末稍煮即成。

# 卵巢調養

卵巢是產生卵子和分泌雌性激素的器官，位於盆腔側壁髂總動脈分叉處，左右各一個。女性的卵巢功能一旦紊亂或衰退，極易出現一系列的病變。常見的卵巢病變包括：卵巢腫瘤、功能失調性子宮出血、閉經泌乳綜合症、多囊卵巢綜合症、更年期綜合症及經前期緊張綜合症等。其中，卵巢腫瘤是婦科常見的疾病之一，常見於青春期以後、更年期之前的育齡女性。

良性的卵巢疾病多可通過藥物治癒，但嚴重者需配合手術治療。無論採取何種治療方法，均要輔以食療，注重日常的養生。

為了避免卵巢出現病變，保證卵巢功能正常，並切實有效地保養卵巢，女性朋友可參考以下養生原則：飲食要適當。不宜經常攝取高熱量、高蛋白、高脂肪的飲食，而生冷寒涼、炸烤、煙熏、醃制、發黴及辛辣等食品也不應多食。少喝冷茶、冷咖啡，勿過飲濃茶及咖啡。

根據個人不同體質，選用有益於卵巢健康的食材烹製養生粥膳，用以補養身體。有益於卵巢保養的食材、藥材包括：黃豆、花生、榛子、馬齒莧、西洋參等。用藥要適當。無論是治療疾病或補養身體，都要辨證用藥，即寒證宜用熱藥，熱證用寒藥，切勿亂用藥，以防加重病情或有損健康。

注意調節情緒，保持心情愉快，減少情緒過度刺激，尤其是憂思過度及心情鬱悶者更容易引起卵巢、子宮及乳房等部位的腫瘤。注意勞逸結合，多運動，注意避免過度勞力、勞神，節制房事。

## 馬齒莧蒲公英粥

馬齒莧為馬齒莧科一年生草本植物馬齒莧的全草。中醫認為，其具有清熱解毒、涼血止血等功效，可用於輔助治療熱毒血痢及濕熱痢疾、濕疹、便血、崩漏下血等。現代醫學研究證明，馬齒莧有延緩衰老的作用，對保持卵巢健康有一定的功效。

蒲公英為具有清熱作用的廣譜抑菌類藥物，可有效清除自由基，且含有抗腫瘤成分，可在一定程度上預防卵巢腫瘤的發生。這道馬齒莧蒲公英粥具有清熱解毒、涼血止血的功效，對卵巢調養具有較好的食療功效。

**材料** 馬齒莧、蒲公英各 15 克，大米半杯

**調料** 冰糖適量

**做法** 1. 馬齒莧、蒲公英放入健鍋中，加適量水煎煮，去渣取汁的備用。

2. 大米淘洗乾淨，放入鍋中，加入做法 1 中的藥汁煮粥，熟後放入冰糖即可服用。

## 美味黃豆粥

黃豆含有蛋白質、脂肪、碳水化合物、膳食纖維、維生素 A 等多種營養成分，還含有一種異黃酮類物質，這類物質對預防部分癌症的發生有一定幫助。現代醫學研究證實，每天吃 60 克黃豆，血中抗癌的有效濃度足以抑制一半的乳腺癌、子宮內膜癌、卵巢癌及前列腺癌的生長。

核桃具有極強的抗氧化作用，可抵抗衰老，對保持卵巢健康較有益處。以黃豆、核桃、糯米煮粥，有助於延緩衰老，維護卵巢健康。

**材料** 黃豆、糯米各半杯，核桃 3 個

**做法** 1. 黃豆、糯米用溫水浸泡半小時；核桃砸開，取仁。

2. 糯米加適量水放入鍋中，大火燒開後再轉小火，然後加黃豆、核桃仁，煮熟後可根據個人口味加調料調味。

# 陽痿

陽痿是男性性功能障礙，是指男性在性交時陰莖不能勃起或勃起不全而致不能進行性交，陽痿常與遺精、早洩同時並見。臨床上將陽痿大致分為器質性陽痿和心理性陽痿兩大類。

器質性陽痿多與陰莖發育異常、陰莖局部病變、神經性病變、內分泌疾病、心肺疾病、血液病和傳染病、全身疾病、藥物因素等方面的影響有關。

而心理性陽痿則與病人強烈的情緒波動、各種恐懼焦慮心理、過度的體力和腦力勞動、神經衰弱、家庭不良因素的影響、兒童期性問題上的精神創傷、手淫習慣、首次性交失敗、害怕性交、抑鬱、缺乏自信心、夫妻感情不和、不信任等因素有關。

青壯年患者 80%左右為心理因素所致。因此治療陽痿，調整心理更為重要。陽痿患者要注意下列養生要點：每晚臨睡前，先用涼水坐浴 10 分鐘，再以溫水坐浴 15 分鐘，每天 1 次。堅持此法對老年男性性功能衰退者出現的早洩、性欲減退有幫助，可改善後尿道抑制射精的能力，促進性欲。

男性體內缺乏微量元素鋅，就會導致精子數量減少、畸形精子數量增加以及性功能和生育能力的減退。因此，陽痿患者應注意補鋅。注意補充營養，但要根據自己的體質進行補養。能改善陽痿的食材、藥材有：羊肉、羊腰、動物內臟、牡蠣、馬鈴薯、韭菜、黑豆等。

## 黑豆泥鰍粥

黑豆為腎之穀，入腎經，具有健脾利水、消腫下氣、滋腎陰、潤肺燥等功能。現代藥理研究證實，黑豆除含有豐富的蛋白質、卵磷脂、脂肪及維生素外，還含有黑色素及煙酸。故黑豆一直被人們視為藥食兩用的佳品。中醫認為，泥鰍味甘，性平，具有補中益氣、利尿除濕的作用。這道黑豆泥鰍粥可養腎滋陰，對男性陽痿有較好的食療作用。

**材料** 黑豆半杯，泥鰍 200 克，瘦肉 120 克，大米 1 杯，薑片適量

**調料** 鹽少許

**做法**
1. 泥鰍處理乾淨；肉剁成碎末；黑豆、大米淘洗乾淨。
2. 黑豆加適量水入鍋煮熟後放入大米，待煮至軟爛時放入泥鰍、肉末和薑片。
3. 出鍋時加鹽調味，即可食用。

## 鮮蝦韭菜粳米粥

韭菜有溫中下氣、補腎壯陽、調和臟腑、緩解腹部冷痛等功效。現代醫學認為，韭菜可治療帶狀皰疹、軟組織扭傷、急慢性腎炎、腫瘤、陽痿、遺精等症，十分適合男性食用。

蝦的營養價值極高，能增強人體的免疫力和性功能，具有補腎、壯陽、抗早衰的功效。以韭菜、蝦、粳米、薑煮制的粥膳，具有補腎虛、壯腎陽、抗早衰等功效，適用於男性陽痿。

**材料** 粳米半杯，蝦 100 克，鮮韭菜 50 克，薑末 1 大匙

**調料** 鹽 1 小匙

**做法**
1. 粳米淘洗乾淨，用清水浸泡 45 分鐘；蝦洗淨，去保殼，挑去泥腸；韭菜洗淨，切細。
2. 粳米入鍋，加適量水煮粥。
3. 待粥將熟時，放入蝦仁、韭菜、薑末、鹽，繼續煮至蝦熟米爛即可。

# 遺精

遺精是指在沒有進行性交時男性就開始射精的現象，臨床上將遺精分為生理性遺精和病理性遺精。這裡所說的遺精主要是指病理性遺精。清醒時發生的遺精稱為滑精；睡覺時發生的遺精稱為夢遺；精滿而遺者則稱為溢精。

滑精多由腎虛精關不固或心腎不交或濕熱下注所致，可見於包莖及包皮過長、尿道炎、前列腺疾患等；夢遺是由於潛意識對性的渴求所致；溢精則是由於性功能旺盛所致。如果男性遺精的次數不多，平均每個月 1 ～ 2 次，都屬於正常現象；如果次數過多，則被視為病症。

引起遺精的原因較多，如情志失調、飲食失調、頻繁手淫等。中醫根據遺精的發病原因將其分為心腎不交型、陰虛火旺型、腎虛不藏型、肝火旺盛型和濕熱下注型。治療時要對症用藥。

能改善陽痿的食材、藥材有：山藥、蓮子、豬腰、烏雞、石榴、松子、核桃、白果、鹿茸、枸杞子、芡實等。

病理性遺精患者的飲食要根據自己的體質選擇對自身健康有益的食物。忌食辛辣刺激性強的食物，多吃富含維生素和蛋白質的食物，常吃養生類的粥膳調理身體。

# 芡實瘦肉粥

中醫認為芡實具有益腎的功效，可輔助治療小便失禁、遺精、白濁帶下等。這道芡實瘦肉粥具有養腎壯陽、補中益氣的功效，對慢性前列腺炎、遺精等具有一定的食療作用。

**材料** 大米1杯，芡實50克，瘦肉100克，蔥半根

**調料** **A**：料酒、醬油各半大匙，澱粉1小匙

**B**：高湯8碗，鹽1小匙

**做法**

1. 大米、芡實洗淨，分別用清水浸泡30分鐘；瘦肉洗淨，切絲，放入碗中加調料**A**醃5分鐘，撈出；蔥洗淨，切末。
2. 芡實放入滾水中煮軟，撈出，和大米一起放入鍋中，加入高湯，大火煮滾後改小火熬成粥。
3. 粥煮滾，加入醃好的肉絲煮熟，加鹽調味，撒上蔥末即可。

NOTE

# 早洩

早洩是指在成年男女性交之始，男性陰莖雖能勃起，但隨即過早排精，排精之後因陰莖萎軟而不能進行正常性交的現象。長期早洩可能會導致陽痿的發生。引起早洩的原因很多，如過度緊張、生活壓力過大、對性有恐懼心理、陰虛火旺、腎氣不固或某些性器官發生病變。中醫根據早洩發病原因的不同將早洩分為陰虛火旺型、腎氣不固型及器質病變型等類型。

早洩要根據病症特徵和外在表現進行治療，要合理、對症用藥，以免加重病情。

**陰虛火旺型**：手足心血熱、陰莖易勃起、對性交渴求但性交時間有限、失眠、腰膝酸軟、精神不振。

**腎氣不固型**：體質虛弱、怕冷、陰莖不易勃起或勃起不堅、尿多、小便色清量大、精神不振、耳聾耳鳴。

**器質病變型**：患有尿道炎、前列腺精囊炎、包皮系帶過短、脊髓或神經性疾病等，經常遺精。

能改善早洩的食材、藥材有：豬腰、羊腰、雞肉、蝦、栗子、黑豆、韭菜、芹菜、山藥、藕、蓮子、芡實等。

早洩者在生活中要注意以下養生要點：保持心情愉快，減輕心理負擔；勞逸結合，保證充足的睡眠，注意休息，避免熬夜。如果發現泌尿及生殖系統疾病，要及早就醫治療，以防引發此病或使病情加重。

# 羊腰枸杞粥

枸杞葉為茄科植物枸杞或寧夏枸杞的嫩莖葉。中醫認為，其味苦、甘，性涼，入心、肺、脾、腎四經，具有補虛益精、清熱、止渴、祛風明目的功效，可輔助治療虛勞發熱、煩渴、目赤昏痛、崩漏帶下、熱毒瘡腫等。

羊肉是溫補佳品，具有補腎虛、改善陽痿精衰的功效。根據中醫以臟養臟的理論，羊腰具有極好的養腎功效，對陽痿、尿頻、遺溺等有輔助療效。這道羊腰枸杞粥具有補腎益精的功效，適用於腎虛、腰痛、兩腿軟弱、遺尿、早洩、陽痿、產後病後虛冷等症。建議此粥分數次溫服。

**材料** 枸杞葉 100 克，羊腰 2 對，羊肉 250 克，粳米半杯，蔥白少許

**調料** 鹽少許

**做法**
1. 枸杞葉、羊腰、羊肉切碎；粳米淘洗乾淨。
2. 將做法 1 中的材料放入鍋中，加適量水煮粥。
3. 待粥熟時，放入蔥白、鹽調味即可。

# 茯苓芡實粥

芡實具有益腎固精、健脾止瀉、除濕止帶的功效，常膳用於脾虛久瀉、腎虛精關不固所致的遺精及早洩、養遺尿、尿頻、尿濁、帶下濕熱或脾虛之帶下色黃等生的治療。

茯苓有利水滲濕、健脾寧心的功效，對水腫尿少、痰飲眩悸、脾虛食少、便溏泄瀉、心神不安、驚悸失眠等有輔助療效。這道茯苓芡實粥具有補脾益氣之功，適用於小便不利、尿液渾濁、早洩、陽痿等症。建議一日分頓食用此粥，可連吃數日。

**材料** 芡實 15 克，茯苓 10 克，大米適量，枸杞子少許

**做法**
1. 芡實、茯苓搗碎；大米淘洗乾淨。
2. 芡實、茯苓放入鍋中，加適量水，煎至軟爛時加入大米、枸杞子，繼續煮成粥即可。

# 前列腺保養

前列腺是男性特有的性腺器官，形狀像栗子，底朝上，尖朝下，緊貼著膀胱，前與恥骨聯合，後依直腸。前列腺腺體的中間有尿道穿過，因此可以說，前列腺扼守著尿道上口。前列腺是具有內、外雙重分泌功能的性分泌腺，它每天分泌的前列腺液是構成精液的主要成分，而其分泌的激素稱為前列腺素。常見的前列腺疾病主要有前列腺炎和前列腺增生。

導致前列腺疾病的原因較多。如：細菌等病原體、微生物的侵入，性生活不節制，過度飲酒等。

為防患前列腺疾病，保證前列腺的健康，在日常生活中要注意下列養生事項：養成良好的個人衛生習慣，以防病原體、微生物入侵而感染疾病。患者要調整好心態，不必有心理負擔，更不可亂投醫。

注意合理飲食、營養均衡。食療對疾病具有輔助作用，不可輕視，可常食有益於前列腺健康的養生粥膳。忌食辣椒、大蒜、芹菜、蘿蔔等食物。有益於前列腺健康的食材有花生、黃豆、南瓜、芡實等。

# 南瓜紅棗粥

南瓜為葫蘆科植物南瓜的果實。現代醫學認為，南瓜可在一定程度上預防糖尿病、前列腺肥大、動脈硬化等症。研究表明，當男性血液中缺鋅時，前列腺就會腫大、增生。而南瓜是含鋅頗高的食材，尤其是南瓜子中的鋅更為豐富。此外，南瓜還含有活性成分，對前列腺有保健作用。這道南瓜紅棗粥具有補中益氣的功效，男性常食對前列腺有保健作用。

**材料** 南瓜 500 克，大米 1 杯，紅棗 50 克

**調料** 紅糖適量

**做法**
1. 南瓜去皮，切成塊狀，洗淨；紅棗去核，洗淨；大米淘洗乾淨備用。
2. 大米、南瓜塊、紅棗放入鍋中，加水煮粥，粥熟時加紅糖調味即可。

# 蓮鬚芡實粥

蓮鬚為睡蓮科植物蓮的乾燥雄蕊。中醫認為，蓮鬚粥味甘、澀，性平，歸心、腎經，具有固腎澀精、收澀止血、清心除煩的功效，常用於輔助治療遺精滑精、尿頻、吐血、虛熱煩悶、乾渴、崩漏、帶下、瀉痢、便血、便秘等症。芡實也是保養前列腺的理想食物。以蓮鬚、芡實、粳米合用煮制的粥膳具有利尿通淋、益氣泄濁的功效，對慢性前列腺炎有較好的食療功效。

**材料** 蓮鬚 8 克，芡實 16 克，粳米半杯

**做法**
1. 粳米淘洗乾淨。
2. 蓮鬚、芡實放入鍋中，加水煎取藥汁，去渣。
3. 粳米與藥汁一同放入鍋中，煮成粥即可。

# 失眠

失眠是人的大腦皮層興奮和抑制過程的平衡失調，高級神經活動的正常規律被破壞，屬於大腦功能失調，並不是大腦器質性病變。失眠多由心情抑鬱、精神緊張或病後臟腑功能失調所致。

失眠在中醫上稱為不寐，指經常性的睡眠減少，或不易入睡，或寐而易醒，醒後不能再度入睡，甚至徹夜不眠，均屬不寐。不寐多由七情所傷，即惱怒、憂思、悲恐、驚嚇而致氣血及陰陽失和、臟腑功能失調，以致心神被擾、神不守舍而致不寐。中醫認為「心主神明」，也就是說，失眠與心臟關係最為密切。因此，失眠的飲食療法應以養心安神為主。

一旦失眠，就要積極進行治療。失眠在治療上要根據不同類型採取不同的飲食療法。

**心火亢盛失眠：**少吃易上火的食物，如辣椒、羊肉、牛肉、豬肉；多吃魚肉、蔬菜、水果，如冬瓜、蘿蔔、苦瓜、絲瓜、西瓜等。食療可選有清熱安神作用的粥膳。

**心腎不交失眠：**少吃易上火的食物，多吃清淡補腎的食材。食療可選能清心潤肺安神的粥膳。

**心脾兩虛失眠：**飲食上應少吃辛辣、生冷海鮮、西瓜、葡萄、梨及涼拌菜等；多吃紅棗、山藥、桂圓、蓮子、蘿蔔、冬瓜等。食療可選具有養心健脾功效的粥膳。

## 甘草桂枝糯米粥

桂枝味辛、甘，性溫，歸心、肺、膀胱經，具有發汗解表、溫經止痛、助陽化氣、平沖降氣的功效，常用於風寒感冒、脘腹冷痛、血寒經閉、關節痹痛、痰飲、水腫、心悸等的輔助治療。

甘草具有補脾益氣、滋咳潤肺、緩急解毒、調和百藥的功效。炙甘草可改善脾胃功能減退、大便溏薄、乏力、發熱以及咳嗽、心悸等。這道甘草桂枝糯米粥具有補心氣、安心神的功效，可改善心陽虛引起的頑固性失眠等。建議每日早晚溫熱食用此粥。

**材料** 桂枝 12 克，炙甘草 6 克，糯米半杯

**做法**
1. 桂枝、炙甘草用紗布包好放入鍋內，加水 500 毫升，浸透，煎 15 分鐘，去渣取汁。
2. 糯米淘洗乾淨，與藥汁一同放入鍋中煮粥。

## 何首烏牛蒡粥

何首烏的藥用價值較高，具有解毒、消癰、通便、補肝腎、益精血、烏鬚髮、壯筋骨等功效，常用於瘡癰、風疹瘙癢、便秘、高血脂、眩暈耳鳴、鬚髮早白、腰膝酸軟、肢體麻木、神經衰弱等的輔助治療。

牛蒡可輔助治療風毒面腫、頭暈、咽喉熱腫、齒痛、咳嗽、消渴等。這道何首烏牛蒡粥具有益血安神的功效，可用於改善便秘、神經衰弱等症，失眠者常食此粥可改善睡眠品質。另外，這道粥膳還有烏髮的功效，鬚髮早白者可常食。

**材料** 何首烏 15 克，牛蒡 250 克，胡蘿蔔 1 根，大米 1 杯

**調料** 鹽少許

**做法**
1. 牛蒡、胡蘿蔔去皮，洗淨，切成小塊；大米淘洗乾淨。
2. 牛蒡、胡蘿蔔、大米、何首烏一同放入鍋中，加適量水煮粥。
3. 粥熟後加鹽調味即可。

# 健忘

健忘是指記憶力減退、遇事易忘的症狀，也就是說，大腦的思考能力暫時出現了障礙。導致健忘的原因很多，如：年齡的增長、壓力大、精神高度緊張、過度吸煙酗酒、缺乏維生素等都可誘發健忘。其中，年齡的增長是導致健忘的主要因素。

一般情況下，健忘多見於 40 歲以上的中老年人。但近年來，健忘的人群年齡段開始呈下滑趨勢，經常有 20 ～ 30 歲的年輕人被健忘困擾，這實際上是一種亞健康狀態的表現。中醫認為，健忘多因心脾虧損、精氣不足等原因所致，常見於神勞、腦萎、頭部內傷、中毒等與腦有關的疾病。

若要改善健忘症狀，應在日常生活中多加注意。養成良好的生活習慣，改掉不良習慣，生活要盡量規律化，尤其是作息要有一定的規律，保證充足的睡眠。注意調節情緒，避免精神過度緊張，緩解壓力，放鬆心情。

飲食要適當，營養要均衡。少吃能造成記憶力減退的甜食和鹹食；多吃富含維生素、礦物質、不飽和脂肪酸及蛋白質的食物，如海帶、海參、沙丁魚、黃豆、木耳、桂圓、黃花菜、蓮子、核桃、松子、芝麻、葵花子等，以提高記憶力。

# 蜂蜜牛奶花生粥

花生長於滋養補益，有助於延年見益壽，民間又稱長生果。花生疾的營養價值很高，含有大量的蛋白質和脂肪，特別是富含不飽和脂肪酸，適宜製成各種營養食品。花生所含的維生素E和一定量的鋅，能增強記憶力，抵抗衰老，延緩腦功能衰退，滋潤皮膚；花生中的維生素C有降低膽固醇的作用，對動脈硬化、高血壓和冠心病等改善有一定作用。這道蜂蜜牛奶花生粥具有很好的健腦益智作用，可增強記憶力，改善健忘症狀。

**材料** 大米、花生各半杯，牛奶2杯

**調料** 白糖少許，蜂蜜適量

**做法**
1. 大米淘洗乾淨，用清水浸泡30分鐘；花生洗淨，用清水浸泡2小時。
2. 鍋中倒入適量水，放入大米及花生，大火煮滾後改小火熬煮成粥，加入白糖和牛奶煮勻，待稍涼後加蜂蜜調味即可。

# 胡蘿蔔雞肝粥

胡蘿蔔具有滋肝、養血、明目的功效，可用於預防早衰及白內障，適用於心悸、失眠、健忘、長期便秘或老年性便秘等。雞肝可以改善人體造血系統，促進紅細胞、血色素的產生，製造血紅蛋白等，因此，雞肝為強壯補血之佳品。這道胡蘿蔔雞肝粥不但可補充人體所需的營養，還能改善失眠、健忘、心悸等症狀。

**材料** 胡蘿蔔90克，糯米半杯，雞肝50克，香菜末適量

**調料** 香油、鹽、胡椒粉各適量

**做法**
1. 胡蘿蔔削皮，洗淨，切成碎末；雞肝洗淨，切成碎末；糯米淘洗乾淨。
2. 糯米放入鍋中，加適量水煮粥。
3. 待粥軟爛後，放入胡蘿蔔、雞肝繼續煮。
4. 待粥熟時，依個口味放入調料、香菜末即可。

## 蛋黃粥

蛋黃富含有助於神經系統發育與維持腦功能正常運轉的 DHA 和卵磷脂，可傳遞刺激神經的信號，促進肝細胞再生，具有增強記憶力、防止記憶力衰退的功效，還對老年癡呆症有一定的預防作用。這道蛋黃粥具有健腦、養肝的功效，能較好地改善健忘症狀。建議趁熱進食此粥。

**材料** 大米 1 杯，生蛋黃 1 個

**調料** 鹽少許，海苔醬適量

**做法** 1. 大米淘洗乾淨，放入鍋中，加適量水以大火煮沸，煮沸後改小火煮至米粒熟透，續燜 5 分鐘。

2. 將生蛋黃打在粥面上，拌勻，稍煮可根據個人口味加少許鹽、海苔醬拌勻即可。

## 牛奶核桃粥

牛奶營養豐富且容易消化吸收，含有蛋白質、乳脂肪、乳糖及大量的脂溶性維生素等多種營養成分。此外，還含有一種可抑制神經興奮的成分，可起到鎮靜安神的作用。長期失眠者睡前喝 1 杯牛奶有助於改善睡眠狀況。核桃仁是食療佳品，具有補心健腦、補血養氣、補腎填精、止咳平喘、潤燥通便的功效。

核桃中的磷脂，對腦神經有良好的保健作用，常吃核桃可健腦益智，改善健忘等症狀。這道牛奶核桃粥具有良好的補腦安神功效，可改善亞健康狀態下的多種症狀，如失眠、健忘、神經衰弱等。

**材料** 粳米半杯，鮮牛奶 1 杯，核桃仁少許

**做法** 1. 粳米淘洗乾淨，放入鍋中，加適量水煮粥。

2. 待粥煮至軟爛時，加入牛奶和核桃仁，煮開即可。

# 焦慮

焦慮是指一種內心緊張、預感到似乎即將發生不幸時的心境，當程度嚴重時就會變為驚恐。焦慮是一種很普遍的現象，幾乎每個人都有過焦慮的體驗。從心理學上看，焦慮具有保護性意義，但過度的、無端的焦慮則是亞健康的表現。引起焦慮的常見誘因是導致衝突的情境或事件，另外，也受性格、生理、疾病等方面的綜合因素影響。

注意力無法集中、腦中一片空白、記憶力減退、躁動不安、煩躁易怒、驚恐慌亂、強迫行為、睡眠障礙、多夢易醒、心跳過速、吸氣困難。嚴重者出現情緒低落、憂鬱不安甚至死亡等想法。可能出現疲勞、口乾舌燥、出汗過多、心悸胸悶、有胸痛窒息感、腸胃不舒服、腹瀉、頭暈頭昏、肌肉緊繃、手發抖、四肢麻痹、針刺感等症狀。

能改善焦慮的食材、藥材有：牛蒡、百合、芹菜、茼蒿、馬齒莧、荸薺、紅薯、蘿蔔、冬瓜、苦瓜、番茄、綠豆、赤小豆、枸杞子、魚腥草、橘子、柚子、蘆柑、西瓜、山楂、蘋果、紅棗、綠茶、芍藥花等。

焦慮情緒的改善，具體應注意以下幾點：當心失所養、心神不安時，食療可選用具有養心安神及清熱祛火功效的粥膳。可食用偏寒涼、偏酸甜及苦味較重的食品。當肝氣鬱結時，食療要選用有疏肝氣、健脾胃功效的粥膳，且飲食以平和為主，逐漸讓病人先恢復到正常的飲食狀態。可食用清淡的大米粥或小米粥。當肝氣鬱結、脾運不健、生濕聚痰時，食療宜選擇能順氣、化痰的粥膳。當心脾膽虛時，應食用補益類的粥膳。

# 黑米蘋果粥

黑米是一種食藥兼用的大米，含有蛋白質、碳水化合物、維生素、微量元素和氨基酸等成分。現代醫學證實，黑米具有滋陰補腎、健脾暖肝、明目活血等療效。

蘋果含有豐富的糖類、有機酸、纖維素、維生素、礦物質、多酚及黃酮類物質，被科學家稱為「全方位的健康水果」，蘋果具有增強體力和抗病能力的功效。這道黑米蘋果粥具有滋陰養腎、明目、降壓等功效，對改善焦慮不安情緒有一定的作用。

**材料** 黑米 1 杯，蘋果 1 個

**調料** 白糖少許

**做法** 1. 蘋果洗淨，去核，切塊；黑米淘洗乾淨，用清水浸泡。

2. 黑米放入鍋中，加適量水煮粥，粥將熟時加入蘋果塊，粥再熟時加入白糖調味即可。

NOTE

# 神經衰弱

神經衰弱是指大腦由於長期的情緒緊張和精神壓力而產生精神活動能力減弱的症狀，是亞健康的常見症狀。神經衰弱與中醫所說的驚悸、健忘、失眠等症頗為相像，多數病例發病於 16 ～ 40 歲，兩性間發病率無明顯差異，從事腦力勞動者占多數。

造成神經衰弱的原因通常是由於長期精神緊張導致中樞神經系統興奮與抑制轉化功能失調，如果這種情況影響到大腦皮質下部，則還有可能導致自主神經功能紊亂。

對於神經衰弱的治療，中醫根據引起疾病的不同原因進行治療，該病的誘因一般分為肝鬱化火、心脾兩虛、肝腎陰虛、心虛膽怯等幾種，中醫常採用降火、補脾、養肝腎等方法，還可配合針灸進行治療。

能改善神經衰弱的食材、藥材包括：豬心、豬腦、小米、黃花菜、百合、蓮子、芝麻、桂圓、葵花子、核桃、何首烏、人參、西洋參等。

神經衰弱的防治應與生活中的養生方法密切相關，適當控制自己的情緒，盡量消除疑慮，保持健康平和的心態，同時也要有意識地鍛鍊自己的心理承受能力，可適當諮詢心理醫生以緩解病情。

多與人溝通、交流，以排解心中的不快。每天按時作息，盡量避免熬夜，以免失眠；不應過饑過飽，也不可暴飲暴食；禁煙酒。神經衰弱者的飲食需清淡，宜食富含多種營養的食品；不宜傍晚喝濃茶、咖啡或含咖啡因的飲料。忌食辛辣刺激性食品；不可多吃油膩煎炸食品；不宜吃過熱、過寒食品。

# 南瓜百合粥

百合中的營養物質有很好的鎮靜作用，可輔助治療情緒混亂的症狀。枸杞子能補虛生精、滋補肝腎、養肝明目。這道南瓜百合粥具有滋補肝腎、補虛養血的功效，對肥胖及神經衰弱者具有一定的食療作用，也可作為日常養生保健粥品。

**材料**　大米、百合各半杯，南瓜 150 克，枸杞子適量

**調料**　鹽 1 小匙

**做法**
1. 大米淘洗乾淨，用清水浸泡 30 分鐘；南瓜去皮，去子，洗淨，切塊；百合去皮，洗淨，剝成瓣，燙透，撈出，瀝水。
2. 大米放入鍋中，加適量水，以大火燒沸，再下入南瓜塊，轉小火煮約 30 分鐘。
3. 放入百合、枸杞子及鹽，煮至湯汁黏稠出鍋裝碗即可。

# 何首烏豬腦粥

何首烏中所含的卵磷脂是腦組織、血細胞和其他細胞膜的組成物質，經常食用何首烏，對神經衰弱、貧血等病症有治療作用。中醫認為，豬腦有小毒，入腎經，具有補骨髓、益虛勞、滋腎補腦的功效，可改善頭暈、頭痛、目眩、神經衰弱等症。這道何首烏豬腦粥具有補腦益腎、養血安神的作用，適用於氣血虛虧所致的頭暈頭痛、神經衰弱等症。

**材料**　何首烏 10 克，豬腦 1 副，大米半杯

**調料**　鹽適量

**做法**
1. 何首烏放入鍋中，加適量水煎取汁液。
2. 大米淘洗乾淨，放入鍋中，加適量水煮粥，待沸後加入何首烏汁。
3. 豬腦洗淨，切碎，放入粥中，加鹽調味，煮至粥熟服食。

# 精神抑鬱

抑鬱的主要症狀是情緒異常低落、心境抑鬱，它是亞健康狀態的典型表現。現代醫學認為，引起精神抑鬱的原因主要有遺傳因素、生物化學因素及性格因素等。中醫認為，精神抑鬱的主要原因是由於內傷七情、所欲不達、情志不舒導致肝失疏泄、脾失健運、心神失養、臟腑陰陽氣血失調所致。

精神抑鬱重在預防，在日常生活中要注意以下事項：可在清晨散步，使身體保持良性迴圈，以改善抑鬱情緒。調整好心態，保持心情舒暢。精神抑鬱者要學會化解和擺脫不快情緒，學會減壓，放鬆精神。學會傾訴，使不愉快的情緒得到釋放。同時也要培養愛好，積極參加社交活動，以減少孤獨。

採取合理而健康的飲食。平時應多吃富含維生素（尤其是 B 群維生素）和氨基酸的食物，還宜多吃富含鈣的食物，以增進食欲，保持良好的心情。有助於改善精神抑鬱的食材包括：五穀類、牛奶、魚、雞蛋、蝦、香蕉、紅棗、柿子、韭菜、芹菜、蒜苗等。

# 香蕉葡萄粥

香蕉可清熱除煩、利尿消腫。研究發現，香蕉中含有豐富的鎂，能改善抑鬱的情緒，讓人精神愉悅。常食這道香蕉葡萄粥可使人保持心情愉悅、舒暢，對精神抑鬱有一定食療作用。

**材料** 糯米半杯，香蕉 1 根，葡萄乾 1 大匙，花生適量，枸杞子少許

**調料** 冰糖適量

**做法**
1. 糯米淘洗乾淨，用清水浸泡 1 個小時；香蕉剝皮，切成小丁；葡萄乾洗淨。
2. 鍋置火上，放入清水和糯米，大火煮開後，轉小火熬煮 1 小時左右。
3. 將葡萄乾、花生、冰糖放入粥中，熬煮 20 分鐘後加入香蕉丁、枸杞子即可。

# 香蕉糯米粥

糯米具有補中益氣及改善自汗的功效，香蕉含有多種營養素，尤其是與神經系統有關的維生素含量頗多，有化學信使的別稱，能把信號傳遞到大腦神經末梢，促使人心緒安寧、快活，使疼痛與不適減輕，精神愉悅，抑鬱症狀自然隨之消失。人們因香蕉能解除抑鬱而稱它為「快樂水果」。這道香蕉糯米粥具有清熱潤腸、和胃健脾的功效，適用於精神抑鬱。

**材料** 香蕉 3 根，糯米半杯

**調料** 冰糖適量

**做法**
1. 香蕉去皮，切成丁。
2. 糯米淘洗乾淨，放入開水鍋裡煮開，加入香蕉丁、冰糖，熬成粥即可。

# 免疫力低下

免疫力是人體自身的防禦機制，是人體識別和消滅外來侵入的異物（如病毒、細菌等），處理衰老、損傷、死亡、變性的自身細胞，以及識別和處理體內突變細胞和被病毒感染細胞的能力。免疫力低下是指人體因免疫系統功能減退而經常染病。

免疫力低下可以分為三種情況：先天性免疫力低下、後天繼發性免疫力低下和生理性免疫力低下。先天性免疫力低下，也稱為免疫缺陷，是由於組成免疫系統的某種或多種成分由於基因突變等因素而喪失了原有的功能，導致免疫力低下，持續時間也較長；後天繼發性免疫力低下，是由於其他某些因素引起的免疫力低下，都可以恢復，引起後天繼發性免疫力低下的原因較多，如感染、藥物、營養不良等；生理性免疫力低下的表現一般沒有前兩種嚴重。

有助於提升免疫力的食材、藥材包括：蘿蔔、苦瓜、洋蔥、番茄、山藥、木耳、銀耳、香菇、草菇、金針菇、蒜、五穀類、豆製品、木瓜、檸檬、紅棗、各種堅果、雞肉、牛肉、黃芪、枸杞子、百合、人參、蜂王漿等。

## 番茄香菇粥

香菇自古以來被認為是益壽延年的珍品，可改善多種疾病。香菇具有降低膽固醇、降血壓、抗癌、抗病毒、增智健腦的作用，能增強人體的免疫功能，尤其適合免疫力低下者食用。這道番茄香菇粥不僅能提高免疫力，且能抗壓力、解憂鬱。工作緊張或長期吸煙者可常食，對身體很有益處。

**材料** 番茄半個，新鮮香菇 150 克，大米一杯

**做法**
1. 大米淘洗乾淨，加適量水以大火煮開，煮開後轉小火煮 20 分鐘。
2. 香菇洗淨，切薄片；番茄洗淨，去皮，切塊，與香菇一起加入做法 1 中續煮 15 分鐘，加鹽調味即成。

## 芙蓉雞粥

山藥營養豐富，為病後康復食補之佳品，可增強免疫功能，延緩細胞衰老，有延年益壽的功效。

茯苓含有多種營養成分，有益於人體的健康。雞肉營養豐富，尤其是富含可增強人體免疫力的牛磺酸，有滋補養身的作用。這道芙蓉雞粥具有極好的滋補作用，是免疫力低下及體弱多病者理想的養生粥膳。

**材料** 粳米 1 杯，雞肉 200 克，山藥 100 克，肉蓯蓉 10 克，茯苓 20 克

**做法**
1. 粳米淘洗乾淨，用清水浸泡 30 分鐘；山藥洗淨後，去皮切成末。
2. 雞肉放入鍋中，加適量水熬成雞湯。
3. 肉蓯蓉、茯苓加適量水煎取藥汁，取濃汁。
4. 粳米、山藥、雞湯、藥汁一同放入鍋中，以大火燒開，再轉小火煮成粥即可。

# 疲勞

疲勞有多種類型，其中慢性疲勞綜合症是新發現的一種危險的現代疾病，同時也是亞健康狀態中最具代表性的症狀。

到目前為止，慢性疲勞綜合症未發現任何器質性病變。其產生的原因主要是精神受到負面刺激、不良習慣、過度勞累等多種應激源的影響，導致人體神經、體液、內分泌、免疫等諸系統的調節失常，最終表現以疲勞為主的機體多種組織、器官功能紊亂的一組綜合症。

中醫認為，疲勞主要由脾虛濕困、氣血兩虛所致。因此，疲勞的緩解應以健脾、除濕、補氣養血為主。在日常生活中，常感疲勞者可食用具有上述功效的粥膳加以調養。

能緩解疲勞的食材、藥材包括：海參、芹菜、洋蔥、胡蘿蔔、豆芽、蓮子、桂圓、蘋果、紅棗、松子、食醋、黨參、西洋參、太子參等。

經常疲勞者可參考下列養生原則：生活、作息要有規律。既要適當鍛鍊身體，又要充分的休息，避免過於勞累，保持高品質的睡眠。應多食用富含蛋白質和維生素的食物，以補充體力、提高精力；多吃具有健脾胃、補氣、祛濕功效的食物；適當吃點鹼性食物，此類食物經過人體消化吸收後，可以迅速地使血液酸度降低，中和平衡達到弱鹼性，從而消除疲勞；多喝水，不吃或少吃糖果、餅乾、燒烤食物和其他味重的食物；避免食用含咖啡因、酒精、精製糖及高脂肪的食物。

# 香菇黑棗粥

香菇能有效緩解疲勞。黑棗具有補益脾胃、滋養陰血、養心安神、緩和藥性的功效，常用於改善氣虛所致的食少及泄瀉等。現代醫學認為，黑棗的營養價值很高，能提高人體免疫力，並能促進白細胞的生成，降低血清膽固醇，提高血清白蛋白，保護肝臟。經常食用黑棗，可增強人體耐疲勞的能力。這道香菇黑棗粥可改善氣血兩虛、積滯不化所導致的內分泌失調、失眠健忘、易勞累、頭暈目眩等症。

**材料** 香菇 150 克，黑棗 10 個，大米半杯

**調料** 鹽適量

**做法**

1. 香菇用適量水泡軟後，擠掉水分，切塊備用；黑棗去核。
2. 鍋中加水燒開，放入大米煮成粥後，再加入香菇、黑棗同煮，最後加鹽調味。

# 雞絲胡蘿蔔白玉粥

糙米中米糠和胚芽部分含有豐富的 B 群維生素和維生素 E，能提高人體免疫力，促進血液循環，還能幫助消除沮喪煩躁的情緒，解除疲勞，使人充滿活力。雞肉營養豐富，是體質虛弱者極好的補品。

胡蘿蔔富含胡蘿蔔素，可緩解眼部疲勞。人體熱量消耗太大就會感到疲勞，故應多吃富含蛋白質的食物，而豆腐是高蛋白食品，十分適合身體疲勞時食用。豌豆能活躍肝功能，有助於消除身心疲勞。這道雞絲胡蘿蔔白玉粥能有效解除身心疲勞，體質虛弱及常感疲勞者不妨經常食用。

**材料** 糙米半杯，雞胸肉 100 克，胡蘿蔔 1 根，新鮮豆腐 200 克，豌豆 3 大匙

**調料** 鹽適量

**做法**

1. 糙米淘洗乾淨，用清水浸泡 1 小時；雞胸肉切成細絲；豌豆洗淨，剁碎；豆腐切塊，備用。
2. 胡蘿蔔入沸水中燙熟，切成小粒。
3. 所有材料放入鍋中，加適量水煮粥，直到豌豆、胡蘿蔔徹底煮爛，加鹽調味即可。

# 食欲不振

食欲不振指缺乏食欲，造成食欲不振的原因較多。一般來說，由於過量的工作和運動及生活不規律造成的身心疲憊、工作壓力大、因對未來過分擔心而造成的精神緊張等，均可能導致暫時性食欲不振。此外，過食、過飲、運動量不足、慢性便秘也可能導致食欲不振。由以上原因引起的食欲不振介於健康與疾病之間，因此是一種亞健康狀態的表現。

食欲不振重在調養，日常生活中要注意以下養生要點：注意調節心態，學會緩解壓力。如：戒煙忌酒以提高食欲；在進餐時要做到定時、定量、定質，合理的飲食制度可成為機體的條件刺激，有利於增進食欲，分泌多種消化液，利於食物中各種營養素的吸收；就餐時應專心，保持愉快的心情，避免考慮複雜、憂心的問題，糾正就餐時爭論問題、安排工作的習慣。

注意烹調技巧的運用。色彩美麗、香氣撲鼻、味道鮮美、造型別致的食物，會使人體產生條件反射，分泌出大量消化液，從而引起旺盛的食欲，有助於人體對食物的消化吸收。可常吃一些能增進食欲的食物，特別是具有香味、辣味、苦味的食物，如茼蒿、蔥、蒜、香菜、苦瓜等。

能增進食欲的食材包括：黑豆、蘿蔔、茼蒿、蔥、辣椒、胡椒、鰱魚、蝦、柳丁、葡萄、鳳梨、山楂、松子、蒜、太子參等。